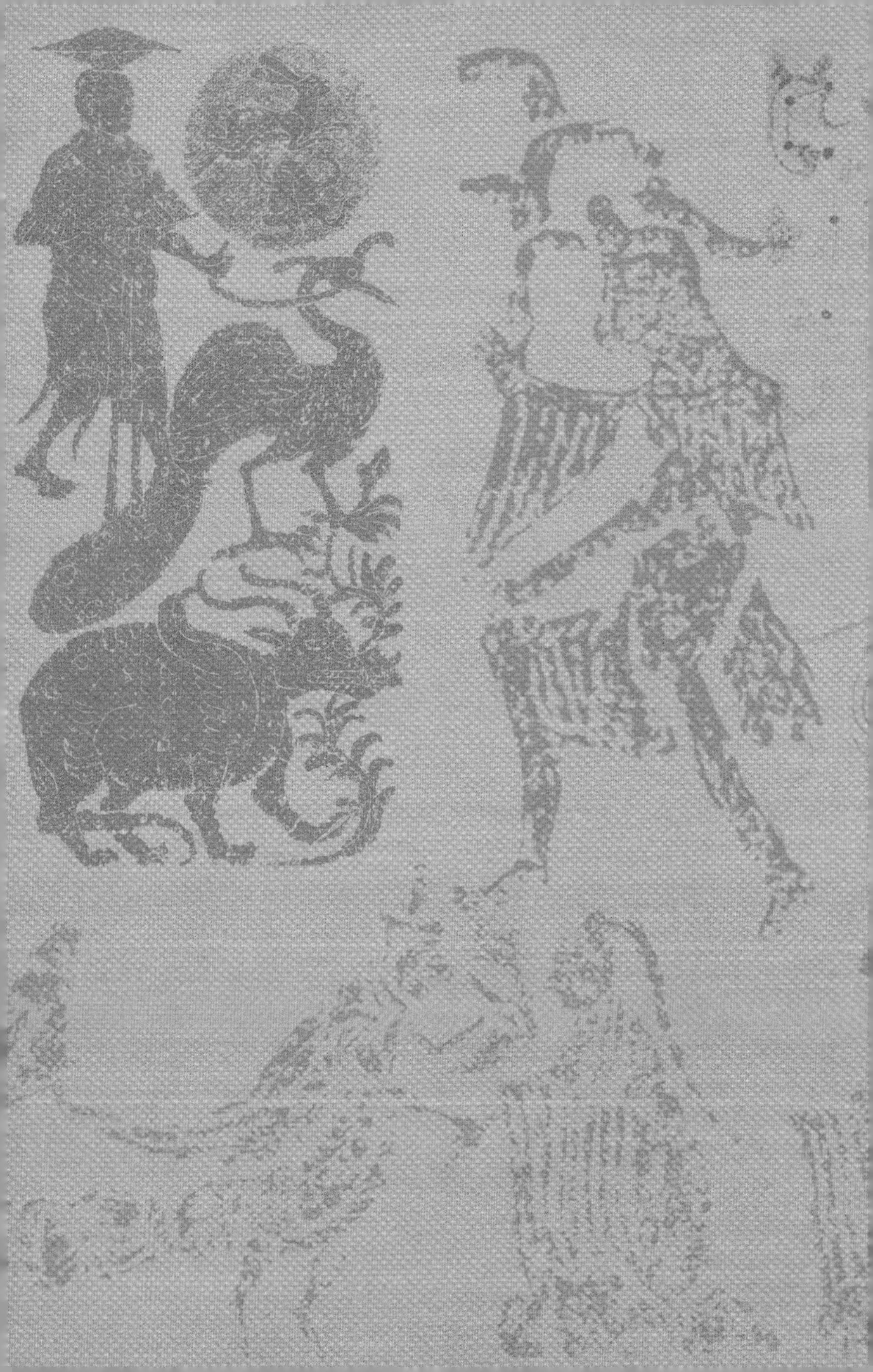

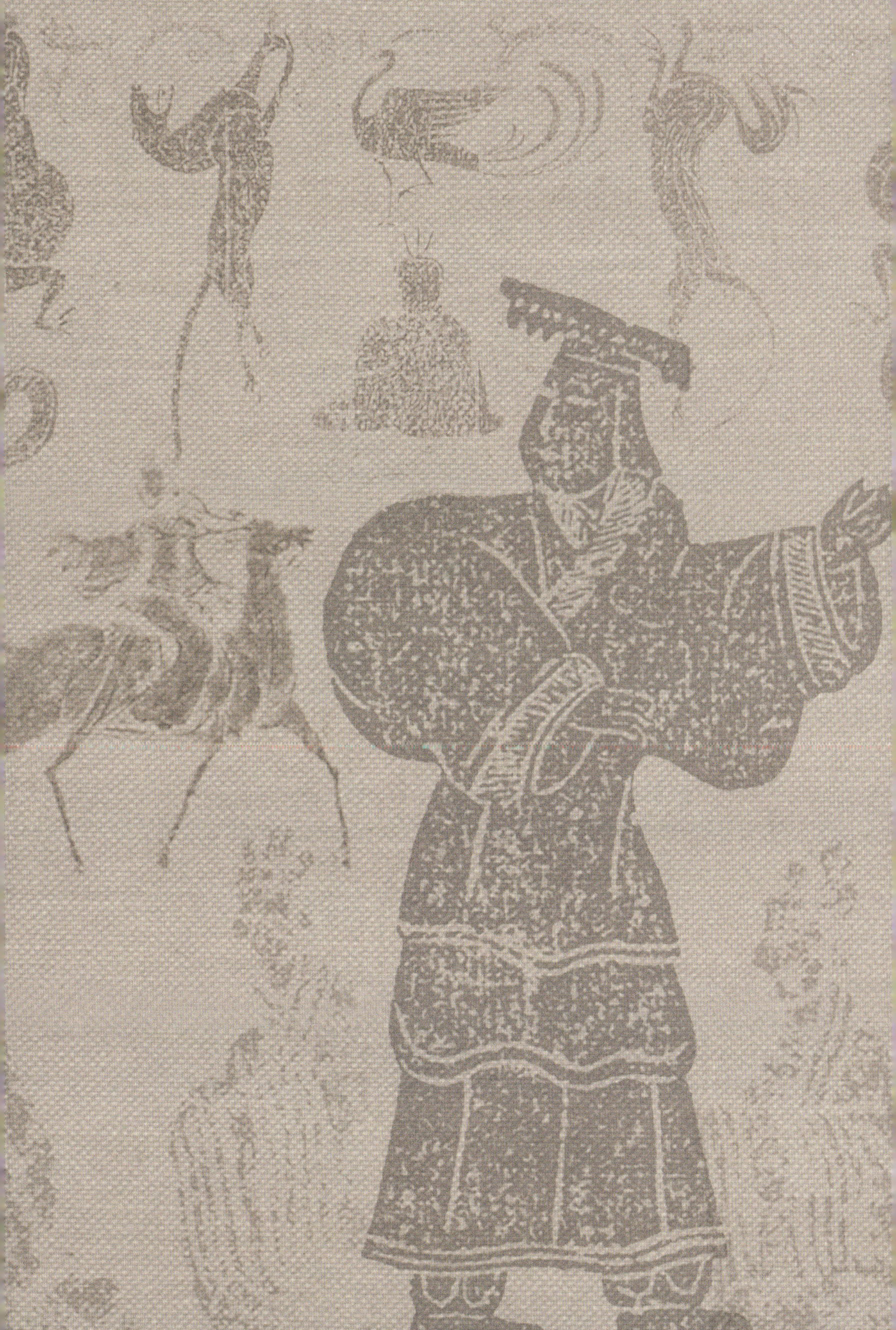

中国古医籍整理丛书

思济堂方书

清·贾邦秀　著

王均宁　于　鹰　平　静　姜　萍　校注

中国中医药出版社

·北　京·

图书在版编目（CIP）数据

思济堂方书/（清）贾邦秀著；王均宁等校注．—北京：中国中医药出版社，2015.1（2024.7 重印）

（中国古医籍整理丛书）

ISBN 978－7－5132－2153－5

Ⅰ.①思…　Ⅱ.①贾…　②王…Ⅲ.①方书－中国－清代　Ⅳ.①R289.349

中国版本图书馆 CIP 数据核字（2014）第 278798 号

中国中医药出版社出版
北京经济技术开发区科创十三街 31 号院二区 8 号楼
邮政编码　100176
传真　010 64405721
北京盛通印刷股份有限公司印刷
各地新华书店经销
*
开本 710×1000　1/16　印张 14.25　字数 91 千字
2015 年 1 月第 1 版　2024 年 7 月第 2 次印刷
书　号　ISBN 978－7－5132－2153－5
*
定价　40.00 元
网址　www.cptcm.com

如有印装质量问题请与本社出版部调换

服务热线　010 64405510
购书热线　010 64065415　010 64065413
微信服务号　zgzyycbs
书店网址　csln.net/qksd/
官方微博　http://e.weibo.com/cptcm
淘宝天猫网址　http://zgzyycbs.tmall.com

国家中医药管理局

中医药古籍保护与利用能力建设项目

组织工作委员会

项目专家组

顾　问　马继兴　张灿玾　李经纬

组　长　余瀛鳌

成　员　李致忠　钱超尘　段逸山　严世芸　鲁兆麟
郑金生　林端宜　欧阳兵　高文柱　柳长华
王振国　王旭东　崔　蒙　严季澜　黄龙祥
陈勇毅　张志清

项目办公室（组织工作委员会办公室）

主　任　王振国　王思成

副主任　王振宇　刘群峰　陈榕虎　杨振宁　朱毓梅
刘更生　华中健

成　员　陈丽娜　邱　岳　王　庆　王　鹏　王春燕
郭瑞华　宋咏梅　周　扬　范　磊　张永泰
罗海鹰　王　爽　王　捷　贺晓路　熊智波

秘　书　张丰聪

前言

中医药古籍是传承中华优秀文化的重要载体，也是中医学传承数千年的知识宝库，凝聚着中华民族特有的精神价值、思维方法、生命理论和医疗经验，不仅对于传承中医学术具有重要的历史价值，更是现代中医药科技创新和学术进步的源头和根基。保护和利用好中医药古籍，是弘扬中国优秀传统文化、传承中医学术的必由之路，事关中医药事业发展全局。

1949年以来，在政府的大力支持和推动下，开展了系统的中医药古籍整理研究。1958年，国务院科学规划委员会古籍整理出版规划小组在北京成立，负责指导全国的古籍整理出版工作。1982年，国务院古籍整理出版规划小组召开全国古籍整理出版规划会议，制定了《古籍整理出版规划（1982—1990）》，卫生部先后下达了两批200余种中医古籍整理任务，掀起了中医古籍整理研究的新高潮，对中医文化与学术的弘扬、传承和发展，发挥了极其重要的作用，产生了不可估量的深远影响。

2007年《国务院办公厅关于进一步加强古籍保护工作的意见》明确提出进一步加强古籍整理、出版和研究利用，以及

“保护为主、抢救第一、合理利用、加强管理”的方针。2009年《国务院关于扶持和促进中医药事业发展的若干意见》指出，要“开展中医药古籍普查登记，建立综合信息数据库和珍贵古籍名录，加强整理、出版、研究和利用”。《中医药创新发展规划纲要（2006—2020）》强调继承与创新并重，推动中医药传承与创新发展。

2003～2010年，国家财政多次立项支持中国中医科学院开展针对性中医药古籍抢救保护工作，在中国中医科学院图书馆设立全国唯一的行业古籍保护中心，影印抢救濒危珍本、孤本中医古籍1640余种；整理发布《中国中医古籍总目》；遴选351种孤本收入《中医古籍孤本大全》影印出版；开展了海外中医古籍目录调研和孤本回归工作，收集了11个国家和2个地区137个图书馆的240余种书目，基本摸清流失海外的中医古籍现状，确定国内失传的中医药古籍共有220种，复制出版海外所藏中医药古籍133种。2010年，国家财政部、国家中医药管理局设立“中医药古籍保护与利用能力建设项目”，资助整理400余种中医药古籍，并着眼于加强中医药古籍保护和研究机构建设，培养中医古籍整理研究的后备人才，全面提高中医药古籍保护与利用能力。

在此，国家中医药管理局成立了中医药古籍保护和利用专家组和项目办公室，专家组负责项目指导、咨询、质量把关，项目办公室负责实施过程的统筹协调。专家组成员对古籍整理研究具有丰富的经验，有的专家从事古籍整理研究长达70余年，深知中医药古籍整理研究的重要性、艰巨性与复杂性，履行职责认真务实。专家组从书目确定、版本选择、点校、注释等各方面，为项目实施提供了强有力的专业指导。老一辈专家的学术水平和智慧，是项目成功的重要保证。项目承担单位山东中医药大学、南京中医药大学、上海中医药大学、福建中医药大学、浙江省中医药研究院、陕西省中医药研究院、河南省中医药研究院、辽宁中医药大学、成都中医药大学及所在省市中医药管理部门精心组织，充分发挥区域间互补协作的优势，并得到承担项目出版工作的中国中医药出版社大力配合，全面推进中医药古籍保护与利用网络体系的构建和人才队伍建设，使一批有志于中医学术传承与古籍整理工作的人才凝聚在一起，研究队伍日益壮大，研究水平不断提高。

本着“抢救、保护、发掘、利用”的理念，该项目重点选择近60年未曾出版的重要古医籍，综合考虑所选古籍的保护价值、学术价值和实用价值。400余种中医药古籍涵盖了医经、基础理论、诊法、伤寒金匮、温病、本草、方书、内科、外科、女科、儿科、伤科、眼科、咽喉口齿、针灸推拿、养生、医案医话医论、医史、临证综合等门类，跨越唐、宋、金元、明以迄清末。全部古籍均按照项目办公室组织完成的行业标准《中医古籍整理规范》及《中医药古籍整理细则》进行整理校注，绝大多数中医药古籍是第一次校注出版，一批孤本、稿本、抄本更是首次整理面世。对一些重要学术问题的研究成果，则集中收录于各书的“校注说明”或“校注后记”中。

“既出书又出人”是本项目追求的目标。近年来，中医药古籍整理工作形势严峻，老一辈逐渐退出，新一代普遍存在整理研究古籍的经验不足、专业思想不坚定等问题，使中医古籍整理面临人才流失严重、青黄不接的局面。通过本项目实施，搭建平台，完善机制，培养队伍，提升能力，经过近5年的建设，锻炼了一批优秀人才，老中青三代齐聚一堂，有效地稳定了研究队伍，为中医药古籍整理工作的开展和中医文化与学术的传承提供必备的知识和人才储备。

本项目的实施与《中国古医籍整理丛书》的出版，对于加强中医药古籍文献研究队伍建设、建立古籍研究平台，提高古籍整理水平均具有积极的推动作用，对弘扬我国优秀传统文化，推进中医药继承创新，进一步发挥中医药服务民众的养生保健与防病治病作用将产生深远影响。

第九届、第十届全国人大常委会副委员长许嘉璐先生，国家卫生计生委副主任、国家中医药管理局局长、中华中医药学会会长王国强先生，我国著名医史文献专家、中国中医科学院马继兴先生在百忙之中为丛书作序，我们深表敬意和感谢。

由于参与校注整理工作的人员较多，水平不一，诸多方面尚未臻完善，希望专家、读者不吝赐教。

国家中医药管理局中医药古籍保护与利用能力建设项目办公室

二〇一四年十二月

许序

“中医”之名立，迄今不逾百年，所以冠以“中”字者，以别于“洋”与“西”也。慎思之，明辨之，斯名之出，无奈耳，或亦时人不甘泯没而特标其犹在之举也。

前此，祖传医术（今世方称为“学”）绵延数千载，救民无数；华夏屡遭时疫，皆仰之以度困厄。中华民族之未如印第安遭染殖民者所携疾病而族灭者，中医之功也。

医兴则国兴，国强则医强。百年运衰，岂但国土肢解，五千年文明亦不得全，非遭泯灭，即蒙冤扭曲。西方医学以其捷便速效，始则为传教之利器，继则以“科学”之冕畅行于中华。中医虽为内外所夹击，斥之为蒙昧，为伪医，然四亿同胞衣食不保，得获西医之益者甚寡，中医犹为人民之所赖。虽然，中国医学日益陵替，乃不可免，势使之然也。呜呼！覆巢之下安有完卵？

嗣后，国家新生，中医旋即得以重振，与西医并举，探寻结合之路。今也，中华诸多文化，自民俗、礼仪、工艺、戏曲、历史、文学，以至伦理、信仰，皆渐复起，中国医学之兴乃属必然。

迄今中医犹为国家医疗系统之辅，城市尤甚。何哉？盖一则西医赖声、光、电技术而于20世纪发展极速，中医则难见其进。二则国人惊羡西医之“立竿见影”，遂以为其事事胜于中医。然西医已自觉将入绝境：其若干医法正负效应相若，甚或负远逾于正；研究医理者，渐知人乃一整体，心、身非如中世纪所认定为二对立物，且人体亦非宇宙之中心，仅为其一小单位，与宇宙万象万物息息相关。认识至此，其已向中国医学之理念“靠拢”矣，虽彼未必知中国医学何如也。唯其不知中国医理何如，纯由其实践而有所悟，益以证中国之认识人体不为伪，亦不为玄虚。然国人知此趋向者，几人？

国医欲再现宋明清高峰，成国中主流医学，则一须继承，一须创新。继承则必深研原典，激清汰浊，复吸纳西医及我藏、蒙、维、回、苗、彝诸民族医术之精华；创新之道，在于今之科技，既用其器，亦参照其道，反思己之医理，审问之，笃行之，深化之，普及之，于普及中认知人体及环境古今之异，以建成当代国医理论。欲达于斯境，或需百年欤？予恐西医既已醒悟，若加力吸收中医精粹，促中医西医深度结合，形成21世纪之新医学，届时“制高点”将在何方？国人于此转折之机，能不忧虑而奋力乎？

予所谓深研之原典，非指一二习见之书、千古权威之作；就医界整体言之，所传所承自应为医籍之全部。盖后世名医所著，乃其秉诸前人所述，总结终生行医用药经验所得，自当已成今世、后世之要籍。

盛世修典，信然。盖典籍得修，方可言传言承。虽前此50余载已启医籍整理、出版之役，惜旋即中辍。阅20载再兴整理、出版之潮，世所罕见之要籍千余部陆续问世，洋洋大观。

今复有“中医药古籍保护与利用能力建设”之工程，集九省市专家，历经五载，董理出版自唐迄清医籍，都400余种，凡中医之基础医理、伤寒、温病及各科诊治、医案医话、推拿本草，俱涵盖之。

噫！璐既知此，能不胜其悦乎？汇集刻印医籍，自古有之，然孰与今世之盛且精也！自今而后，中国医家及患者，得览斯典，当于前人益敬而畏之矣。中华民族之屡经灾难而益蕃，乃至未来之永续，端赖之也，自今以往岂可不后出转精乎？典籍既蜂出矣，余则有望于来者。

谨序。

第九届、十届全国人大常委会副委员长

許嘉璐

二〇一四年冬

王序

中医学是中华民族在长期生产生活实践中，在与疾病作斗争中逐步形成并不断丰富发展的医学科学，是中国古代科学的瑰宝，为中华民族的繁衍昌盛作出了巨大贡献，对世界文明进步产生了积极影响。时至今日，中医学作为我国医学的特色和重要医药卫生资源，与西医学相互补充、相互促进、协调发展，共同担负着维护和促进人民健康的任务，已成为我国医药卫生事业的重要特征和显著优势。

中医药古籍在存世的中华古籍中占有相当重要的比重，不仅是中医学术传承数千年最为重要的知识载体，也是中医为中华民族繁衍昌盛发挥重要作用的历史见证。中医药典籍不仅承载着中医的学术经验，而且蕴含着中华民族优秀的思想文化，凝聚着中华民族的聪明智慧，是祖先留给我们的宝贵物质财富和精神财富。加强对中医药古籍的保护与利用，既是中医学发展的需要，也是传承中华文化的迫切要求，更是历史赋予我们的责任。

2010年，国家中医药管理局启动了中医药古籍保护与利用能力建设项目。这既是传承中医药的重要工程，也是弘扬优秀民族文化的重要举措，不仅能够全面推进中医药的有效继承和创新发展，为维护人民健康作出贡献，也能够彰显中华民族的璀璨文化，为实现中华民族伟大复兴的中国梦作出贡献。

相信这项工作一定能造福当今，嘉惠后世，福泽绵长。

国家卫生和计划生育委员会副主任

国家中医药管理局局长

中华中医药学会会长

王国强

二〇一四年十二月

马序

新中国成立以来，党和国家高度重视中医药事业发展，重视古籍的保护、整理和研究工作。自1958年始，国务院先后成立了三届古籍整理出版规划小组，分别由齐燕铭、李一氓、匡亚明担任组长，主持制定了《整理和出版古籍十年规划（1962—1972）》《古籍整理出版规划（1982—1990）》《中国古籍整理出版十年规划和“八五”计划（1991—2000）》等，而第三次规划中医药古籍整理即纳入其中。1982年9月，卫生部下发《1982—1990年中医古籍整理出版规划》，1983年1月，中医古籍整理出版办公室正式成立，保证了中医古籍整理出版规划的实施。2002年2月，《国家古籍整理出版“十五”（2001—2005）重点规划》经新闻出版署和全国古籍整理出版规划领导小组批准，颁布实施。其后，又陆续制定了国家古籍整理出版“十一五”和“十二五”重点规划。国家财政多次立项支持中国中医科学院开展针对性中医药古籍抢救保护工作，文化部在中国中医科学院图书馆专门设立全国唯一的行业古籍保护中心，国家先后投入中医药古籍保护专项经费超过3000万元，影印抢救濒危珍、善、孤本中医古籍1640余种，开展了海外中医古籍目录调研和孤本回归工作。2010年，国家财政部、国家中医药管理局安排国家公共卫生专项资金，设立了“中医药古籍保护与利用能力建设项目”，这是继1982～1986年第一批、第二批重要中医药古籍整理之后的又一次大规模古籍整理工程，重点整理新中国成立后未曾出版的重要古籍，目标是形成并普及规范的通行本、传世本。

为保证项目的顺利实施，项目组特别成立了专家组，承担咨询和技术指导，以及古籍出版之前的审定工作。专家组中的许多成员虽逾古稀之年，但老骥伏枥，孜孜不倦，不仅对项目进行宏观指导和质量把关，更重要的是通过古籍整理，以老带新，言传身教，培养一批中医药古籍整理研究的后备人才，促进了中医药古籍保护和研究机构建设，全面提升了我国中医药古籍保护与利用能力。

作为项目组顾问之一，我深感中医药古籍保护、抢救与整理工作的重要性和紧迫性，也深知传承中医药古籍整理经验任重而道远。令人欣慰的是，在项目实施过程中，我看到了老中青三代的紧密衔接，看到了大家的坚持和努力，看到了年轻一代的成长。相信中医药古籍整理工作的将来会越来越好，中医药学的发展会越来越好。

欣喜之余，以是为序。

中国中医科学院研究员

马继兴

二〇一四年十二月

校注说明

《思济堂方书》，为清代医家贾邦秀著。贾邦秀，字升安，宛平人，生于康熙三年（1664）。幼承庭训，潜心儒业，及长业医，志在利济众生，尊儒理而参医理，穷五十年心志，专于医理，博览群书，敷轩岐之至理，集圣哲之大成，精选各科显效方剂200余首，辑成此书。成书于雍正十年（1732），全书共5卷。卷一、卷二为内科诸方，包括中风、中恶、中暑、中湿、伤寒、火证、燥证，以及气、血、精、神、痰、饮、郁、食、虫诸病的常用效方；卷三为妇科经、带、胎、产、疼痛、癥瘕痃癖诸疾方；卷四为儿科惊风、痘疹、斑疹、疳积、吐泻、腹痛、发热等诸疾方；卷五为外科痈疽及杂治诸方。

本次选北京图书馆藏珍泰斋贾宅藏版刻本为底本。以东汉张机《伤寒论》（明赵开美复刻宋本）、东汉张机《金匮要略方论》（人民卫生出版社影印明赵开美复刻宋本）、金代李杲《内外伤辨惑论》（《四库全书》本）、明代吴有性《瘟疫论》（《中国医学大成》本）、明代张介宾《景岳全书》（上海科技出版社影印岳峙楼藏版）、明代万全《万氏家传痘疹心法》（明辛丑新镌欧阳氏藏版万氏原本）、清代汪昂《医方集解》（康熙二十一年三槐堂初刻本）、清代亟斋居士《达生篇》（同治癸亥新镌本）为他校本。

具体校注方法说明如下：

1. 本次整理，原书繁体竖排，改为简体横排，采用现代标点方法，对原书进行句读。

2. 底本目录与正文有出入时，在分析原书结构后，依据正文实际内容，调整目录，不出校记。如目录正确而正文有误，则据目录订正正文，并出校记说明。

3. 凡底本错讹、脱漏、衍误、倒文者，予以改正或增删，并出校说明。对个别冷僻字词加以注释，注音采用拼音并直音法。对底本中漫漶不清之文字，用“□”表示，不另加注。如能据他书或医理知为某字则据补，并出注说明。

4. 凡底本中的俗写字、异体字、古今字，以及明显误字、别字，均以简化字律齐，不出校。如“蚘”改“蛔”、“甦”改“苏”等。

5. 凡底本引文虽有变化，但文理通顺，意义无实质性改变者，不改不注。如引文改变原义时，或据情酌改，或仍存其旧，均加校记。“眉批”的内容加“［批］”以另体小字标注。

6. 因版式改为横排，底本中的方位词“右”字用以代表前文者，一律径改为“上”字；“左”字用以代表后文者，一律径改为“下”字。表示剂型的“圆”，均改作“丸”。

7. 书中药名，系别字、错字及古今用字不同者，均据现行《中国药典》（2010 年版）及《中华本草》予以径改，不出校。如“川练”改“川楝”、“黄茋”改“黄芪”等。

8. 底本正文前有“宛平贾邦秀升安氏　校著，辽海姜国璜信侯氏　同订”一并删去。

9. 底本中表示分条陈述的符号“—”，为阅读方便，予以删去。

10. 原书总目录只列卷数、病名，未列方名。为便于读者查阅，除保留原书总目录外，在卷数、病名下又加入方名，并在书后编制了方名索引。

11. 底本中马丙丽南氏“序”和姜国璜信侯氏“序”，现以“马序”和“姜序”为题别之。

题 记[1]

此书乃予五十余年专心医理，博览群书，敷轩岐之至理，集圣哲之大成。言简而理约，道明而贯通，则立方用药自有效验。吾侪同志熟玩是书，则德业可进，道艺可传，即此济世，即此养生。尔辈诸君宜以此帙置之案头，公余翻阅，不惟行道用之有益；即不行道，少有不调，免为庸医所误，勉之秘之！古人所谓藏诸金匮者，正此郑重之意，慎勿视之为泛文也。

①题记：此二字原书中无，今补。

马 序

尝考医之为职，列在《周官》①，先王称养万民之命典，綦重②也。自俞跗、扁鹊诸贤人不作③，世之悬壶者，率师心自用，罔遵成法，其间舛错踳驳④，人之不死于病，而死于医者，踵相接矣。

贾君升安，与余同闬⑤，居时复往还，每见其诵读之暇，辄思利济，不惮苦心研究，盖儒而隐于医者也。以六经为方案，以百行为品味，以忠孝廉节为刀圭大药，抽其余闲，著为方书，皆本《周礼》所谓五色五声⑥、九变九动之旨，是谓能养万民之命欤，则此一书悬之国门，自见不胫而走，毋俟余为筌蹄⑦也已。

时雍正十年岁次壬子孟夏

上浣赐进士出身吏部考功司额外主政

兼八旗志书馆汉文纂修官马丙丽南氏撰

---

①周官：又称《周官经》，即《周礼》，古代儒家经典。系杂合周与战国制度，寓以儒家政治思想编辑而成。

②綦重：极重。綦，很，极。

③不作：即“述而不作”之略称。语出《论语·述而》。将古人的智慧心得加以陈述，而无自己的思想加以创新。

④舛（chuǎn 喘）错踳（chuǎn 喘）驳：错乱。踳驳：驳杂。踳，古同“舛”。

⑤同闬（hàn 汉）：同乡。闬，乡里。

⑥五声：亦称“五音”。古代指宫、商、角、徵、羽五个音级。《周礼·春官·宗伯第三》：“文之以五声，宫、商、角、徵、羽。”

⑦筌蹄：亦作“筌蹏”。筌，捕鱼竹器；蹄，捕兔网。筌蹄，比喻达到目的的手段或工具。

自序

夫病非人身素有之物，或自外入，或自内生。外入者，风、寒、暑、湿、燥、火、瘟疫等证是也。内生者，喜、怒、忧、思、悲、恐、惊所伤气血精神，又有痰饮、食郁、诸虫等证是也。既受诸病，救其所苦，必须立方以痊之，药饵以愈之。立方之旨，有执方有不执方者，如古人云：药不执方，合宜而用，此方之不必有也。方以立法，法以制宜，此方之不可无也。夫方之善者，得其宜也；得其宜者，可为法也。方之不善者，失其宜也；失其宜者，可为鉴也。第①法有善有不善，人有知有不知，必善于知方者，斯可以执方，亦可以不执方。能执方能不执方者，非随宜之人不能也。此方之不可废者，正欲以启发其人耳。故谚语曰：千方易得，一效难求。正此谓也。予因留意方书，困勉②多年，今始少有所得，故集累验之方，讲明用药之理，不敢自秘，以公天下，普济群生，是予之愿也。因汇成一帙，名曰《思济堂方书》，分其外感内伤、男妇大小、痘疹疮疡、杂治等证列于其后，以便好生者观览焉。

雍正壬子岁宛平贾邦秀升安氏识

---

①第：但。
②困勉：刻苦勤奋。

姜序

夫医药之传，由来久矣。考之史帙①，神农日尝百草，辩②其寒热温平，分其君臣佐使，济世济人，此上古之圣心也。黄帝、岐伯问答周详，因作《内经》。巫咸、长桑③发明阴阳妙理，洞见脏腑虚实。继而仲景辨论伤寒杂症，东垣分其外感内伤，俱发前贤之所未发，此其最著者也。至于景岳《类经》，统论《灵枢》纲领，细陈《素问》条目，加之时珍《本草》，可谓格物致知，万理悉备，宁非炎帝之遗意邪④？历考周秦汉晋、唐宋元明以及国朝，济明家究心方脉，传行于世，亦复不少，此皆济世之津梁⑤，寿人之阶梯也。独至近代，方愈多而病愈杂者，何也？第缘气禀所拘，人失调理，外感六淫，内伤七情，饮食失节，劳繁过度，虽欲疾苦之不多，胡可得也？近有贾君升安先生《思济堂》一书，皆穷源究本，缕晰条分，即如中风病分其真中、类中，伤寒杂症本同六经，伤暑，则有暑风、暑瘵之辨，温症则有温疫、常疫之别，妇人有七因十四产，小儿有什要等因，皆先贤要旨，古圣精微，兼参公意，去繁就简，一目了然，所以施无不宜。叩其所验之方，受病之理，经历之

---

①史帙：史籍。

②辩：通"辨"。清·朱骏声《说文通训定声·坤部》："辩，假借为辨。"

③长桑：长桑君的省称，战国时名医。事见《史记·扁鹊仓公列传》。

④邪：义同"耶"。《广韵·麻韵》："邪，俗作耶，亦语助。"《洪武正韵·遮韵》："邪，疑辞，亦作耶。"

⑤津梁：桥梁。

药，各得其蕴，故是书以为后学之准绳。余与升安先生垂髫而交①，夙知庭训②有方，潜心儒业，乐于杏林春色，尊儒理而参医理。圣经云吾道一以贯之，此之谓也。如此则定静安虑，皆不外是，岂独集方之一端以尽其善哉？愧余以管测天，敢谓弁言③云尔。

时雍正十年岁在壬子孟冬月谷旦④书于巢松山堂

特授儒林郎运米议叙军功加一等州同应升辽海弟姜国瓒信侯氏拜撰并书

---

①垂髫而交：犹发小。古时儿童不束发，头发下垂，因以“垂髫”指儿童或童年，亦作“垂龆”。

②庭训：泛指家庭教育。

③弁言：书籍或长篇文章的序文、引言。

④谷旦：清朗美好的日子，为吉日的代称。

又序

《思济堂》一书，原为立方而设。非书不能以载方，非方不能以疗病。欲疗疾病，非论证的确，讲明药理，不能尽方之妙，亦不能以愈诸疾。欲愈诸疾，全凭脉理精详，用药的当，岂诸病有不愈者哉？但今通儒者不能明医，通医者不能明儒，文深者不能治其病，词浅者不能尽其情。殊不知医者意也，全在历练老成，曾经效验。犹如顶门一艾，鸠尾一针，不知医者，谁不通体汗出，惊魂千里？殊不知得其至理者，不足以惊也。然而上古先贤，立方者百十余家，存方者百千万亿，后之学者，焉能详记哉？不过明其理而已矣。如理有不明，虽千万效方，以之治病，如锁钥不投，岂能尽效哉！许氏①曰：猎不知兔，广搜原野。譬方虽多，有何益哉？故今去繁就简，凡稀有之药，未验之方，不敢录载。谨选其应验通达之方二百有余，虽不能尽愈诸病，凡六淫七情、气血精神等病，亦不出其范围之急用也。神而明之，存乎其人之用方，何如耳。

贾邦秀再识

①许氏：此指隋唐间名医许胤宗，早年在南朝陈国为官，陈亡后入仕隋，历尚药局奉御，唐武德元年授散骑侍郎。

目录

卷之二

卷之三

卷之四

卷之五

卷之一

中风辨治方药大略

夫风者，百病之长也。岐伯所谓大法有四：一曰偏枯，即半身不遂也；二曰风痱，谓身无疼痛，四肢不收也；三曰风懿，谓口眼㖞斜，忽然不知人事，而口吐涎沫也；四曰风痹，谓麻痹不仁也。《内经》虽分四证，实即东垣所谓中脏、中腑、中血脉、中经络之分也。中脏则性命危，中腑则肢节废，中血脉则口眼㖞斜，中经络则四肢不举、不语。其外又有类中等病，大要真中少而类中多，推其由来，不过虚、痰、食、气使然耳。外有所感，内有所伤，天时人事，两相摧残，故病则卒倒而不知人也。虽然，卒倒最要详辨。第一辨其真中风耶，类中风耶？真中风者，因外感风寒，腠理闭密，卫外之阳不宣，以致卒然晕倒而不知人也。当此之时，宜通关散开窍，防风通圣疏风，稀涎散、牛黄丸豁痰，三化汤通幽导滞。以上诸方，不过治其有余之病。至于类中风病，相别天渊，何则？盖类中风病，得病之由，皆因饮食不节，劳烦过度，七情内损，酒色时伤，精神气血耗散殆尽，偶有触犯，忽然而发。若误作真中风治疗而用前药，则祸不旋踵矣。类中治法，各有条理。如气虚者宜补气，如四君、六君之类是也。气闭者宜顺气，如乌药顺气散之类是也。血虚者宜养血，如四物汤之类是也。血瘀者宜破血，如䗪虫丸之类是也。先天真阳不足者，宜人参附子汤温补回阳是也。先天真阴不足者，宜六味地黄汤滋阴养荣是也。后天不足而虚寒者，宜理中汤补脾以温中。后天不足而虚热者，宜生脉汤益气而清热。诸中治法，可以类推。至于手撒遗尿，口开眼合，吐沫直视，喉如拽锯，汗缀如珠，口鼻失血，吐泻不止，发直摇头上窜等病，俱为不治。谨将应用方药附录于后。

［批］其中风病，脉必浮紧洪滑有力者为实，宜通关开窍、疏风之药治之；类中风病，脉必沉小细弱无力者为虚，当用补剂以调□。又，浮迟和缓，皆为吉脉；急实数大，皆为凶脉。

通关散

治一切闭证，能通关开窍。

天南星　牙皂角　生半夏各二钱　细辛一钱　冰片三分

共为细末，用些须以竹管吹入鼻内，有嚏可治。一吹无嚏，须再吹，吹至三次，无嚏则不治。

防风通圣散

南滑石三钱，飞净　石膏煅　黄芩酒炒　桔梗各二钱　麻黄　防风　川芎　当归　赤芍　朴硝　连翘去心　甘草各一钱　川大黄二钱半，酒洗　薄荷叶八分　荆芥穗　白术土炒　栀子仁各五分　生姜一钱

共捣碎，水煎温服。

按：此药虽繁杂，实有至理。盖麻黄、防风，解表药也，风热之在皮肤者，由汗而解。薄荷、荆芥穗，清上药也，风热之在颠顶者，得之由鼻而解。大黄、芒硝，通里药也，风热之在肠胃者，由便而泄。滑石、栀子，水道药也，风热之在决渎①者，由溺②而泄。风热伤膈，肺胃受邪，桔梗、石膏清肺胃也。而连翘、黄芩，所以祛诸经之游火。风之为患，肝木主之，归、芍、川芎和肝血也。而甘草、白

① 决渎：此处借指三焦。《素问·灵兰秘典论》：“三焦者，决渎之官，水道出焉。”

② 溺：小便。《集韵·啸韵》：“尿，亦作溺。”

术，调脾气也。荣卫既和，表里通畅，有何风气之不除哉？

稀涎散

白矾生用　牙皂角各等分

共为细末，每服一二钱，温水送下，其风涎自出。未得尽入，再服一二钱，吐出痰涎自醒。牙关紧闭者，以擦牙散擦开，方好用药。不得已，从鼻灌入，亦权宜之用。方见小儿急惊门。

牛黄丸

此丸专治男妇诸风，语言蹇涩，痰涎壅盛，头目眩晕，卒然晕倒，口眼相引，手足牵搐，项背强直，口吐涎沫，或心下怔忡，健忘惊悸，癫狂痫病，语言错乱，或笑或哭，或呆或痴，忽然见鬼，心神恍惚，梦寐不安，虚烦少睡，及小儿五痫、天吊等证，并皆治之。

人参二钱半　白术土炒　防风各一钱半　正白苓　柴胡　川芎各一钱二分半　肉桂去皮　山药　麝香　冰片各一钱　炮姜　桔梗各二分半　杏仁去皮尖，另研　阿胶珠各一钱二分半　神曲炒　朱砂　黄芩酒炒　当归　拣芍　麦冬各一钱半，去心　白蔹　蒲黄各二钱半　牛黄一钱二分　炙甘草五分　犀角镑　雄黄各八分　黄豆芽炒，一钱七分半　大胶枣十枚，煮去皮核　金箔二十张　羚羊角一钱二分，用尖，镑

共为极细末，加炼蜜二两，合枣肉、杏仁泥为丸，重一钱，朱砂为衣，又加金箔衣。每服一丸，姜汤送下。

三化汤

治中风不省人事，痰涎壅盛，胸膈不宽，饮食不下，大便不通，小水赤涩，脉来沉滑有力者服之。

羌活　枳实　厚朴　川大黄各三钱　芒硝一钱半

水三钟，煎八分，温服。服后四五个时辰不行者，再服落渣。若行二三次，不必落渣。素弱者，硝、黄减半。如大便不燥结者，不可轻用。

六君子汤

治面目萎黄，或㿠[①]白色，气少言微，四肢无力，饮食难化，吐泻等证，脉必濡弱微而无力者，服之无有不效。

人参二钱　白术五钱，黄土拌炒　正白苓二钱　甘草　广皮　制半夏各一钱

引加生姜一钱半，红枣肉三枚，水煎温服。

去广皮、半夏，名四君子汤，治脾虚无□□[②]更效。路玉张氏曰：气虚者，补之以甘，如参、术、苓、草，甘温益胃，有健运之功，具冲和之德，故为君子。盖人之一身，以胃气为主，胃气旺则五脏受荫，胃气伤则百病丛生。故凡病久不愈，诸药不效者，惟有益胃、补肾两途。是故四君、六君随证加减，无论寒热补泻，先培中土，使气药四达，则周身之机运流通，水谷之精微敷布，何患其药之不效哉？是知四君、六君，为司命之本也。

乌药顺气散

治男妇风气攻注，四肢骨节疼痛，肢体顽麻，手足瘫痪，语言謇涩，宜先服此药以通气道，气通则病渐愈矣。如不愈，观其脉证，知犯何逆，以法治之。

正嫩乌药二钱，打碎　广皮一钱半　麻黄　川芎　僵蚕　枳壳　桔梗各一钱　干姜五分　甘草三分

---

① 㿠：原作"恍"。形近之误，据医理改。

② □□：此二字底本漫漶不清，据前后文义，似为"力者"二字。

引加生姜一钱，红枣肉二枚，水煎温服。

发热无汗，加葱白二寸。遍身瘙痒，加薄荷叶、防风各一钱。手足拘挛，加石斛、木香各一钱。湿气，加白术、苍术、正槟榔各一钱打碎。足浮肿，加木瓜、五加皮各一钱半，独活一钱。遍身疼痛，加当归、桂枝、乳香、没药各八分。

四物汤

当归五钱　拣芍二钱半，酒炒　大熟地三钱　川芎一钱半

不加引，水煎温服。

韵伯①柯氏曰：四物汤乃肝经调血之主剂。水火合德而血生，其形象天一之水，其色法地二之火，取水之精以为体，合火之神以为用，是精神相依而立命者也。天以三生木而主发，生原②则水也，其流则火也，处水火之间，迭为子母，布水德而嘘火气，故根枝花叶无不含津。人身之血，荣卫流通，亦犹是焉。故肝应其象而血归之，为藏血之脏。则凡调血者，自当求之于肝也。如遇血崩、血晕等证，四物不能骤补，而反助其滑脱，则又当补气生血，此阳生阴长之理。盖此方能调有形之血于平时，不能生无形之血于仓卒；能补阴中之阳，而不能培真阴之本。为血分立法，不专为女科套剂也。

仲景䗪虫丸

此方去瘀血，生新血。又能治五劳七伤，内有干血，肌肤甲错，两目暗黑③等证。

---

① 伯：原作"柏"，形近之误，据文义改。

② 原：根源，来源。

③ 暗黑：原作"黑暗"。据《金匮要略》乙正。

土鳖①二十枚　大黄二两　桃仁二十枚，去皮尖

共为细末，炼红蜜为丸，五钱重。每服一丸，东酒炖化温服，弱人减半。血不下者，再服一丸。

士材李氏曰：劳伤之证，未有无瘀血者也。瘀之日久，郁而为热，热涸其液，则干黏于经络之间，愈干愈热，愈热愈干，而新血皆损，故吴氏曰：瘀血不去，则新血不生；浊阴不降，则清阳不升。今人一遇劳证，便用滋阴，服而不效，坐以待毙，术岂止于此耶？

人参附子汤

人参　川附子各二钱，制　白术四钱，黄土拌炒　白茯苓　拣白芍各三钱，酒炒

水四钟，煎一钟，大温服，随即落渣。

此方不但治真阳虚损，亦治少阴证，恶寒，遍身骨节疼痛，口中和，但欲寐，脉来沉细微弱无力者相宜。盖天之大宝，只此一丸红日，人之大宝，只此一点真阳。阳来则生，阳去则死，分阳不尽则不死，分阴不尽则不仙。可见真阳乃人身中之至宝，精神气血之大原也。故仲景一部《伤寒论》，全重在扶阳建中四字最是着眼。

六味地黄汤

此方专治肾精不足，虚火炎上，腰膝痿软，骨热酸疼，足跟作痛，小便淋涩，遗精梦泻，或小便不禁，白浊，阴囊湿痒，水泛为痰，自汗盗汗，亡血消渴，头目眩晕，耳聋齿摇等证，并皆治之。

---

① 土鳖：即土鳖虫。又名䗪虫、地鳖虫、土元。

大熟地自六钱可以加至一二三两　淮山药自三钱可以加至五七九钱　山萸肉自二钱半可以加至五七九钱　正白茯苓自一钱八分可以加至五七钱　牡丹皮自二钱可以加至四钱　泽泻一钱二分

不加引，水煎温服。

景岳张氏曰：肾虚不能藏精，坎宫之火无所附而妄行，下无以奉春生之令，上绝肺金生化之源。地黄禀甘寒之性，熟则味更厚，是精不足者补之以味也，用以大滋肾阴，填补精髓，壮水之主。以泽泻为使，世或恶其泻肾而去之，不知一阴一阳者，天地之道，一开一阖者，动静之机。精者属癸，阴水也，静而不走，为肾之体。溺者属壬，阳水也，动而不居，为肾之用。是以肾主五液，若阴水不守，则真水不足，阳水不流，则邪水逆行。故君地黄以固封蛰之本，即佐泽泻以疏水道之滞也。然肾虚不补其母，不导其上源，亦无以固封蛰之用，山药凉补，以培癸水之上源，茯苓淡渗，以导壬水之上源。加以茱萸之酸温，藉以收少阳之火，以滋厥阴之液，丹皮辛寒，以清少阴之火，还以奉少阳之气。滋化源，奉生气，天癸居其所矣，壮水制火，特其一端耳。

理中汤

治中气不运，腹中不实，口失滋味，病久不食，与伤寒直中太阴，自利不渴，寒多而呕等证。

人参　白术土炒　干姜各二钱　炙草一钱半

水煎热服。

附子理中汤

即前方加川附子制一钱半。

郊倩程氏曰：阳之动始于温，温气得而谷精运，谷气升而中焦赡[①]，故名曰理中，实以燮理之功，予中焦之阳也。如水寒互胜，即当脾肾双温，附子之加而益命门，犹如釜底加薪，则土母温，而饮食培化矣。

生脉饮

治热伤元气，气短倦怠，口干出汗，脉虚小无力者。

人参　麦冬各三钱，去心　五味子一钱，研

水煎，缓缓温服。

盖脉者，资始于肾，资生于胃，而会于肺。此方得之麦冬甘寒，清权衡治节之司；人参甘温，补后天荣卫之本；五味酸温，收先天天癸之源。三气通而三才立，水升火降，而合既济之理矣。

中食类中风[②]

又有中食、中气、中痰等证类似中风者，不可不察。如中食之证，皆因饮食过度，填塞胸中，闭住阳气，所以脉微昏沉。用生姜一两捣烂，盐五钱，滚汤调服，多饮探吐，吐尽宿食自愈。

予治刘姓一男子，年三十有余，饭后忽然不知人事，及诊视之，六脉俱无，望其色，并无青黑惨暗之色，亦无脱败之象。因问其家何以至此？答曰：不知，但适才食温面三碗，少刻即如此。予曰：此中食也。故用前之姜盐汤多灌之，一吐即苏，而人事清矣。

又，予之子妇，偶亦病此，询其缘由，因食青杏五六十枚，一如前法治之，吐而即苏。

---

① 赡：原作“瞻”。形近之误，据《古今名医方论》改。赡，富足。
② 中食类中风：此标题原无，据底本目录及眉批补。

［批］中食类中风。

中痰类中风①

又有中痰之证类似中风者，皆因平日肥甘太过，饮酒当风，气滞生痰，忽然晕倒，喉中痰声，用前吐法。如吐而未愈，救急用牛黄丸一丸，姜汤研化温服方见中风门。如大便燥结者，用朱衣滚痰丸三五钱，量人虚实，姜汤送下方见痰门，便通自愈。

［批］中痰类中风。

中气类中风②

又有中气一证，妇人最多，口角用悍，大怒大气，以致卒然晕倒，不省人事。治法当令盘坐，他人相扶，以手摸其胸腹，使其气下，外以通关散吹鼻取嚏；或用好醋一斤，盛瓢内，另将铁秤锤烧红，焠醋熏鼻；或以草纸烧烟熏鼻；或沉香、檀香烧熏，内用稀涎散一钱半，生姜三钱煎汤和药灌下；或用乌药顺气散亦可。三方俱见中风门。

［批］中气类中风。

又有中食夹气，兼受寒冷，心腹大痛者，宜用备急丸。

备急丸

此方可以救急，但大便久不通者方敢用。

巴豆五钱，去皮心，研如脂　干姜　川大黄各一两

共为细末，炼红蜜为丸，如黄米粒大。每服二五丸，温黄酒送下。如不饮酒者，滚白水亦可。

---

① 中痰类中风：此标题原无，据底本目录及眉批补。

② 中气类中风：此标题原无，据底本目录及眉批补。

中寒类中风[1]辨治方药大略

夫中寒者，有内外之因，寒虚之别也。外因者，由暴寒凛冽，风雪交加，肃杀飞空，寒冰遍地，或遇体虚衣单之人，感受其气即病，以致卒然晕倒，不省人事，口噤不语，身体强直，四肢厥冷，身颤心栗，恶寒无汗等证，宜用五积散加减热服，外用葱白熨法。二方俱见中暑门。内因者，卒感暴寒，或入大水，或房劳前后，内伤生冷，外感风寒，以致直中阴经，故面目、手足、指甲青紫黑者不治。中于太阴者，则心腹绞痛，吐利不渴。中于少阴者，则脐腹湫痛[2]，四肢厥冷，脉微欲绝。中于厥阴者，则舌蜷囊缩，少腹小便抽缩作疼，俱宜服附子理中汤加吴茱萸二钱滚水泡五次用，以急救之方见中风[3]，外用葱白熨法方见暑门。

或用蕲艾作丸如绿豆大，灸脐中三十壮最妙，不愈再灸。

或用生姜一两捣烂，滚东酒[4]冲姜汁热服。

[批] 中寒类中风。

中恶类中风[5]

中恶之证，因冒犯不正之气，或吊死问丧，上庙登塚，触臭闻脏[6]，或卒厥客忤，飞尸鬼击，以致卒然晕倒，牙关不开，手足逆冷，错语妄言，昏不知人等证，宜服苏合香丸，姜汤研

---

① 中寒类中风：原无，据文例补。

② 湫痛：犹冷痛。湫，凉。

③ 中风：此下疑脱一“门”字。

④ 东酒：即东阳酒。黄酒中的上品。明汪颖《食物本草》：“入药用东阳酒最佳，其酒自古擅名。”

⑤ 类中风：此三字原无，据底本目录及眉批补。

⑥ 脏：原作“赃”。据文义改。

化，灌之即苏。如无苏合香[①]丸，用藿香正气汤加沉香、檀香各一钱，为末，入药温服，亦效。苏合香丸方见《东医宝鉴》气门。

［批］中恶类中风。

藿香正气汤

治感冒伤寒，头疼无汗，恶寒发热，咳嗽喘急，或时令不正，瘟疫瘾疹等证，并皆治之。

藿香一钱半　紫苏　桔梗　大腹皮　陈皮　茯苓　半夏姜制　厚朴姜汁炒　苍术各一钱，炒　白芷八分　甘草五分　麻黄八分，若头不疼有汗不用

若头疼甚者，加川芎一钱。

引加生姜二钱，葱白二寸，水三钟，煎一钟，热服。渣，水二钟半，煎八分，温服。若服头煎出汗病愈者，不用服渣。

暑风类中风[②]

暑风类中风者，因天时过热，日火烁人，或负重挑沉，或气虚体弱，感受暑气，以致卒然晕倒，口眼相引，手足抽搐，名为暑风，当从暑门治之。

［批］暑风类中风。

神效活络丹

此药治风湿诸痹，肩臂腰膝筋骨疼痛，口眼㖞斜，半身不遂，行步艰辛，筋脉拘挛。能清心豁痰，宽胸畅膈，宣通气血，舒[③]风明目。年逾四十以上者，预服十丸，到老不生风痰之证。

① 香：原阙，据前文补。

② 类中风：此三字原无，据目录及眉批补。

③ 舒：散。《集韵·鱼韵》："舒，散也。"

年过七十者不可服。

白花蛇　乌梢蛇　祁蛇各一条，温东酒泡，去皮骨用　赤芍　防风　羌活　当归　天麻　牛膝　草蔻去皮　枳壳　香附醋炒　熟地　川大黄酒洗　没药　麻黄　黄芩　川黄连酒洗　白术土炒　白芷　赤首乌　骨碎补去毛净，酒炙　僵蚕　人参　藿香　白附子面煨熟　川芎　川桂枝　嫩乌药　白茯苓　木香　乳香　威灵仙各二两　细辛　丁香　麝香　白蔻　沉香　朱砂　薄荷　甘草　制川附子　玄参　天竺黄　龟板酥炙　虎骨酥炙　杜仲酒炒断丝　青皮　干葛　血竭　牛黄　松香　地龙各一两五钱

共为细末，炼蜜为丸，二钱重。每服一丸，东酒炖温送下，茶清亦可。如血虚者，以四物汤送下更妙。方见中风①。一方有冰片一钱半，全蝎十枚去尾，犀角五钱，两头尖二两，加在丸内更效。

伤寒辨治方药大略

凡治伤寒，必遵仲景张氏。仲景心法一书，名曰《伤寒论后条辨》，其书精微广大，诸病莫逃，岂但伤寒一证哉？然辨伤寒，“伤寒”是死字眼，“辨论”是活字眼。能辨伤寒，方能医得伤寒；不能辨伤寒，所以死于伤寒。死于伤寒者，死于似是而实非之伤寒也。论者论其是，辨者辨其非。从百非而究一是，方伤病不杀人以寒，寒病方不杀人以伤。条者，条条俱分表里脏腑。凡表里脏腑之中，又各为辨其寒热虚实。欲辨寒热虚实之病，先诊寒热虚实之脉，如辨脉平脉法之属是也。又必详辨其病，假如太阳证，头疼体痛，或已发热，或未发热，恶寒无

① 中风：此下疑脱一“门”字。

汗，脉阴阳俱紧者，此名伤寒也，宜麻黄汤主之。得汗即解，止后服。如太阳证具，而脉浮缓有汗者，此名伤风也，宜桂枝汤主之。今人见理不明，不敢轻用麻黄汤、桂枝汤，而以羌活汤、败毒散代之。如阳明病，头疼眼胀，鼻干口燥，不得眠者，此阳明经表病也，当汗，宜升麻葛根汤主之。如发热自汗，烦渴不眠者，此阳明经里病也，当清，宜白虎汤主之。如烦渴谵语，大便结燥，小水赤涩短少，心腹胀满作痛，按之更疼，舌苔黄燥等证，脉必洪大有力者，此阳明经腑病也，当下，宜四承气汤下之。或寒热往来，呕而口苦，胁肋疼痛，脉弦者，此少阳证也，宜柴胡汤和解之。阳经辨治的确，焉能转属阴经？既转阴经，病则剧矣。非明医诊脉精详，辨证切实，岂能疗治阴经之证哉？故不录方。伤寒杂证，变证多端，救误有法，细微曲折，无穷奥妙，量此数方，岂能详载，不过大概而已。求其详细，自有本刻全集。伤寒杂病，本同六经。六经者，如朝廷天下之大，事务之重，六部尽之矣。人身之大，经络之广，六经尽之矣。伤寒有此六经，杂病亦同此六经。六经既分，八要亲切表里寒热虚实邪正，此名八要，岂伤寒杂证有不愈乎？

［批］读《伤寒论》者，不以“伤寒”二字读伤寒，而以“表里脏腑”四字读伤寒，则一字一句一节读之，以及全部《伤寒论》，在在①皆从“表里脏腑”四字上着眼。及在“表里脏腑”四字上着眼，又各为其辨寒热虚实，方不为伤寒所混乱。不但伤寒如此治法，杂病亦当如此治法，虽广之百千万亿，奇形怪状之病无不从而该之矣，此所谓疺②之根源也。读《伤寒论》至此，不但医病，而且医医。垂教定法，比类属辞，竟是仲景一部扶阳宣化之书，竟是一部章显阐幽之

① 在在：处处。
② 疺（biǎn 扁）：疾患。《集韵·俨韵》：“疺，病也。”

书，竟是一部防微杜渐之书，竟是一部正失误之书，竟是一部通经原道之书，竟是一部开邪辨惑之书，竟是一部搜源晰委之书，竟是一部簇发神机连贯气脉之书。《伤寒论》云乎哉作者圣、述者明，不有郊倩程氏代之作喉舌，几没仲景先圣大经大法之书，险些被小人窃去矣。

麻黄汤

治太阳病，风寒在表，头项强痛，发热恶寒，身疼腰痛，骨节酸疼，恶风寒，无汗，胸满而喘，其脉浮紧或浮数者，用此发汗。又风寒湿三气合而为痹，及冷风吼喘最宜。

若脉浮而弱，或尺脉微细，自汗，阴虚，酒客者，俱不可用。

麻黄三钱，去节　桂枝　炙甘草各二钱　杏仁七枚，去皮尖，研

上四味，水煎热服。一服汗出，不必服渣。汗出多者，温粉扑之方见中暑门，恐汗多亡阳故也。

桂枝汤

此方为仲景公群方之冠，乃滋阴和阳，解肌发汗，调和荣卫之第一方也。凡中风、伤寒、杂证，脉浮弱，汗自出，而表不解者，咸得而主之。其他证，但见一二证即是，不必悉具矣。

桂枝　芍药　生姜各三钱　甘草二钱　大枣二枚

上五味，水煎温服。服毕，更啜稀粥一盏，以助药力。

九味羌活汤

此方乃四时发汗之通剂。

羌活三钱　防风　黄芩各一钱半，酒炒　白芷　川芎各一钱　苍术炒　生地各一钱半　细辛　甘草各五分

引加生姜二钱，葱白二寸，水煎热服。

冲和化滞汤

治感寒伤食者效。

即九味羌活汤加神曲、麦芽、山楂各二钱。

人参败毒散

人参一钱　羌活三钱　独活　桔梗　枳壳各一钱半　柴胡　前胡　川芎　茯苓各一钱　甘草五分　生姜三钱

捣碎，水煎温服。

今人见风寒感冒，辄以“伤寒”二字混称。不知伤者正气伤于中，寒者寒邪客于外，未有外感而内不伤者也。伤其荣者和其血，故羌活汤中用川芎、生地是也。伤其内者托其里，故败毒散中用人参、茯苓助正以驱邪也。

又曰：非其时而有其气，谓春应温而反大寒，夏应热而反凉，秋应凉而反热，冬应寒而反温。非其时而有其气，惟气血两虚之人受之，寒客荣而风客卫，不可用峻剂，故稍从其轻者，此羌活汤、败毒散所由立也。羌活汤主寒邪伤荣，故发表之中加川芎、生地，引而入血借以调荣，用姜、葱为引，使通体汗出，庶三阳血分之邪直达而无所滞矣。败毒散主风邪伤卫，故发表之中加人参、白苓、桔梗、甘草引而达卫，以宣通固脱，生姜为使，使流连肺部，则上焦气分之邪不能干之矣。

［批］此节提出先因内伤致外感之由。

升麻葛根汤

此方乃发散阳明之轻剂。

升麻一钱　葛根　赤芍各二钱　甘草一钱

上四味，水煎温服。小儿减半。

白虎汤

治阳明里证，汗出烦躁，渴欲饮水，脉浮滑洪大，不恶寒反恶热，小水短赤者俱宜。

石膏一两，煅　知母三钱　甘草　淡竹叶各一钱

引加粳米一钱，水煎，以米熟为度，温服。

人参白虎汤

即前白虎汤内加人参一钱。

治阳明病，烦渴自汗，而小便自利者用。

大承气汤

治阳明病，潮热，手足濈濈①汗出，谵语胃燥，独语如见鬼状，喘冒不得卧，腹满疼，目中不了了，睛不和。又少阴病，初得之，口燥舌干，自利清水，色纯青，心下疼，六七日不大便者。

大黄五钱　厚朴　枳实各二钱半　芒硝一钱

共合一处，水煎温服。得通利，止后服。

小承气汤

即大承气汤去芒硝。

治燥实痞满坚俱备而有动气者用。

调胃承气汤

即小承气汤加甘草一钱，大黄减半。

治当下而素胃弱，脉微无力者用。

桃仁承气汤

即大承气汤加桃仁三钱去皮尖，研如泥、肉桂五分。

---

① 濈濈（jí吉）：此处形容汗出貌。濈，水外流。

治蓄血当下，大便久不通者用。

韵伯柯氏曰：诸病皆因于气，秽物之不去，由于气之不顺也，故攻积之剂，必用气分之药，因以承气名汤也。

小柴胡汤

治伤寒五六日，寒热往来，胸胁苦满，嘿嘿[1]不欲饮食，心烦，喜呕，耳聋，脉弦，宜和解之。

柴胡一两　黄芩四钱，酒炒　芍药　甘草　制半夏各二钱　人参一钱　生姜五钱　大枣三枚

水煎温服。

若胸中烦而不呕，去半夏、人参，加天花粉五钱。若渴者，更加二钱。若腹中痛，去黄芩，加芍药五钱。若胁下痞硬，去大枣，加牡蛎二钱。若心下悸，小便不利，去黄芩，加茯苓五钱。若不渴，外有微热，去人参，加桂枝二钱，温服，取微汗自愈。咳者，去人参、大枣、生姜，加五味子、干姜各一钱。此二味，认真方可用。盖五味酸收，干姜辛热耳。

此方以小柴胡名者，配乎少阳而取义。至于制方之旨及加减法，则所云“上焦得通，津液得下，胃气因和”尽之矣。

大柴胡汤

即小柴胡汤去人参、甘草，加枳实、大黄各一钱半。

治表寒里热，两郁不得升之之证最妙。

凉水金丹

治伤寒温病，通达表里之药，以便于居乡行客之用。

① 嘿：通“默”。闭口不说话。《集韵·德韵》：“嘿，静也。通作默。”

麻黄　大黄　藿香　粉草①　干姜　绿豆粉　芽茶各四钱　天麻三钱　朱砂　雄黄各二钱

共为细末，炼红蜜为丸，重一钱五分。每服一丸，凉水化服。

神白散

治伤寒时疫，头疼身痛，发热恶寒等证，不问男妇、大人小儿、孕妇皆可服。

白芷一两　生甘草五钱　生姜三钱　葱白三寸　红枣肉一枚　真豆豉五十粒

水煎，热服取汗。如不出汗，再服。病至十日之内不得汗者，皆可服之。

此药可卜人之吉凶，如煎得黑色，或误打翻，即难治。如煎得黄色，无有不愈。煎时忌妇人、鸡、犬见。

治虾蟆瘟疫方

治时行面赤口渴，项肿者，名虾蟆瘟，宜用此方治之。

用金线田鸡捣汁，水调，空心炖温服。极效，曾活多人。

清震汤

治雷头风证，头面疙瘩肿疼，憎寒壮热，类似伤寒，诸药不效，以此治之。

正荷叶一个　升麻三钱　苍术一钱半，炒

水煎温服。

盖震为雷，荷叶之形象震体，其色又青，乃涉类象形之意，

① 粉草：又名刮皮甘草、刮皮草、白粉草。为甘草采收加工后，刮去栓皮，切成长段者。

故累用累效。

伤寒不治之证

阴阳二毒，已过七朝。两感伤寒，六日不治。黑班①命危，竭厥须亡。阴阳交病，循衣摸床，撮空理线，唇吻青伤，舌蜷囊缩，耳聋更兼，遗屎失尿，昏乱反添，呃逆不已，汗喘相连。结胸悉具，四逆烦躁，舌滑苔白，名为脏结。阴阳易病，女劳反复，面色惨暗，舌吐胸残。二阳合病，脉忌弦长，汗后脉急，名为脏厥。中暍②除中，口张目陷。如此等病，命必有伤。男妇大小，杂病通然。

辨明伤寒温病热病脉证治不同论

问曰：脉有阴阳，何谓也？答曰：凡脉大浮数动滑，此名阳也。脉沉弱微弦涩，此名阴也。凡阴病见阳脉者生，阳病见阴脉者死。予按：阴阳二字，实指生杀对代而言也。阳生阴杀，一定不移之理，进退消长之机，阳来则生，阳去则死。可见真阳为人身中之至宝，精神气血之大原也。故长沙张公作《伤寒论》，郊倩程公条条有辩。其中大法，以扶阳建中为主，此其常也。至于更变，又各不同。非阳病见阴脉必死，阴病见阳脉必生，何谓也？阴病自应得阴脉，阳病自应得阳脉，如何阴病而见阳脉，阳病而见阴脉者乎？此非病脉使然，盖由人事未尽到耳。须知阳有二义，有正有邪，正阳当扶，而邪阳当驱，汗下清针，皆驱邪耳。然阴之一字，亦有二义。无病之阴为纯阴，于阳为耦也，宜以温养之；有病之阴为邪阴，于阳为贼也，宜

① 班：通“斑”。段玉裁《说文解字注·文部》：“斑者……又或假班为之。”下同。

② 中暍（yē 噎）：中暑。《说文·日部》：“暍，伤暑也。”

以安镇之。故经曰知阳者知阴，知阴者知阳，此之谓也。然脉有阴阳，病机之盈虚倚伏在此，医道之辅相裁成亦在此，能于此穷其所谓，则于病之先一层上有了工夫，从此范围诸病，自无犯手处。故开口该以二凡字，使万有不齐之脉，特约之为阳脉阴脉、正脉邪脉，则万有不齐之病，可针之为阳病阴病、虚病实病，又何伤寒杂病之多歧乎？至于温病热病，又与伤寒杂病不同，笷[1]筍各异。今医多有误指伤寒、温病、热病为一门，脉治无二样，因此误人甚众。近有又可吴氏《温疫论》一书，其发明天地肃杀之气，岁运乖戾之变，四时不正，寒温异气，感受其气即病，大人感受而病温疫，小儿感受即发痘疹。至于杂气，又各不同，病受何经，治法亦异。至于论病，高出千古，立方用药，百发百中，累治累验，真乃意灵眼慧，圣口佛心，寿世活人，无过此书。辨论伤寒、温病、热病等，犹如分金之炉，金银自现，泾渭之水，清浊自分。伤寒自有伤寒之脉证，温病、热病自有温病、热病之脉证。伤寒之脉，多有浮紧洪滑。温热之脉，多有沉小细涩。何以知之？如《难经》曰：热病之脉，六脉俱浮，浮之而滑，沉之散涩。散涩者，非小弱无力而何？至于温病不但小弱，竟有一二部无脉者，有一手无脉者，有两手全无者，岂可一概弃而不救耶？自古先圣大法，神圣工巧，今独取脉，是神圣工俱失矣。良工诊视，必须脉证相参，孰多孰少，表里互较，可清可温。近时医者，见其脉小，多尊古人立意，以为阳证阴脉，即用温补救脉，如参、芪、桂、附等药，如此定见，不但不能愈疾，而反助其邪热，犹如抱薪救

① 笷（mǎo 卯）：一种类似水竹的竹子。

火，烈焰浇油，脏腑焉有不腐坏者乎？故曰一逆尚引日[①]，再逆促命期，此之谓也。至于辨论伤寒、温病、热病之病，《仲景张氏伤寒论后条辨[②]》内言之极详且明矣。如太阳证，发热而渴，不恶寒者，温病也。所以不恶寒者，外无表邪可知；发热而渴者，里有邪热可知。热、渴二字，实兼烦、汗、谵语等证俱在其中矣。而热、渴、烦、汗，岂可温补乎？况伤寒之邪，实感风寒，或受水湿，即觉肌肉粟起，以后头疼身痛，发热恶寒。温病初起，原无感寒之因，忽觉洒淅微寒，以后但热而无寒。且伤寒投剂，一汗即解，温疫发散，虽汗不解。伤寒本不传染于人，温疫多有传染于人。伤寒之邪，自毛窍而入，温疫之邪，自口鼻而入。伤寒感而即发，温疫感久而后发。伤寒汗解在前，温疫汗解在后。伤寒投剂可使立汗，温疫汗解候其内溃，汗出自然不可以期。伤寒解以发汗，温疫解以战汗。伤寒感发甚暴，温疫多有淹缠[③]二三日后渐渐加重。伤寒初起，以发表为先；温疫初起，以疏利为主。伤寒初起，感天地之正气，温疫感不正之戾气。伤寒杂病，多从脉断；温病热病，须从证求。伤寒温热，受病不同，先贤治法，各尽其妙。温病热病，驱逐当先；伤寒杂病，固本为要。或问曰：假如驱逐温疫，当以何药可愈？答曰：总不离六法而已。在表者，汗以发之，如羌活汤方见伤寒门之类是也；在里者，下以夺之，如承气汤方见伤寒门之类是也；在高者，因而越之，如瓜蒂散之类是也；在膜原者，驱而逐之，如达原饮方见温疫门之类是也；在半表半里者，

① 引日：拖延时日。

② 仲景张氏伤寒论后条辨：此即清代程应旄所撰之《伤寒论后条辨》，又称《伤寒论后条辨直解》。

③ 淹缠：延搁；迟滞。淹，迟，迟缓。

和而解之，如柴胡汤方见伤寒门之类是也；至于脉微小弱无力，久病中虚，神昏气祛[①]，四肢厥冷，不渴不烦，二便通利，舌滑无苔，色则青黑惨暗，此乃脉证俱虚，须当急速用补，如加减附子理中汤方见中风门之类是也。故古人云：补泻得宜，须臾病愈。温清失度，顷刻人亡。正此谓也。

[批] 凡脉有常有变，如阴病见阳脉者生，阳病见阴脉者死，此其常也。至于变，病又各不同。人之禀赋有厚薄，脏腑有大小，因此有六阳大脉者，六阴小脉者。若以平人断病，斯亦不能尽脉之巧。果尔则阴病死生，自是一定的，医家诊后，只须断病，不消医病矣。

又有冬伤于寒，春必病温。此温者，乃伏气之温，非从口鼻而入之瘟疫也。冬伤于寒者，伤于寒水之脏也。冬不藏精，其阴必虚，邪阳必盛，一交阳春发动，而周身经络莫非邪热可知。治此证者，先以辛凉治标，后以滋阴生液。如心下懊侬，舌上苔者，栀子豉汤主之。渴欲饮水，口干舌燥，小便利者，人参白虎汤方见伤寒门主之。脉浮发热，渴欲饮水，小便不利者，猪苓汤主之。温病之源头，只是阴虚而津液少，汗下温针，莫非亡阴夺液之治，故俱属大忌。一经汗下，芩、连、栀、膏只增其热。故太仆王氏[②]曰：寒之不寒，责其无水。须大剂六味[③]地黄汤方见中风门，多加生地、麦冬以济肾水为主。若干呕烦逆者，加山楂、贝母折其冲势。金水两亏者，宜二冬、二地加人参，为固本汤，滋水之上源。若见癍衄等证，此为上竭，宜四物汤方见中风门倍生地、赤芍，加山楂、丹皮，复营分之亏，以

---

① 祛：疑为“怯”字之误。怯，虚弱。

② 太仆王氏：即王冰，号启玄子，曾任唐代太仆令，故称为王太仆。中唐著名医家，著有《补注黄帝内经素问》24卷。

③ 六味：此二字底本漫漶不清，据文义补正。

生阴气。煎法俱加童便、金汁和服。盖病根得之冬不藏精，故滋阴可以退火，凉血即能清热。予用此法活人多矣，因录识之。

大抵冬不藏精，发为温病者，尚曰阳盛使然，若阳气并虚者，发不能发，此则骨蒸劳热之源头也，不可不知。

瓜蒂散

甜瓜蒂炒黄　赤小豆各三分

上二味，为细末，取一钱匕，以香豆豉一合，用热汤七合，煮作稀糜，去渣取汁，和散温服。不吐者，少少加。吐得快利者，乃止。

栀子豉汤

栀子六枚　香豉二两

上二味，以水二升，先煮栀子得一升，内入豉，煮得半升，去渣温服。不愈，再进一服。

猪苓汤

猪苓　泽泻　赤茯苓　南滑石各五钱，飞净

用水五钟，煎至二钟，下阿胶珠五钱烊化，温服一半，不愈再服。

中暑辨治方药大略

静而得之为中暑，动而得之为中暍，暍阳而暑阴也。夫中暍者，因于天时过热，日火烁人，阳气沸腾，相火大旺，阴气受伤，人感其气自口鼻而入，伤心、肺、包络之经，其脉虚大弦细，其证头疼身热，烦渴自汗。因暑过饮，则胀满呕泻，小便不利等证，宜香薷饮、益元散等药治之。中暑者，因于富贵之家，高堂大厦，扇车乘凉，冰块叠积，沉李浮瓜①，因避暑而致受寒，闭塞其汗，以致头疼恶寒，四肢拘急，倦怠嗜卧者，宜五积散温表散寒是也。如膏粱厚味醇酒生冷冰水过多，以致腹痛呕泻，宜二香正气汤。如表里受寒，复犯房劳，因而腹痛呕泻，四肢厥冷，阴囊小腹抽缩作疼，急用温补回阳汤，外用葱白熨法，以救其生。如忽然惊悸抽搐，狂呼谵语，角弓反张，自汗烦乱口渴，平日无此证者，名曰暑风，宜三黄石膏汤加胆星、香薷、木瓜、贝母等药治之。如暴发热，自汗，喘咳，吐血，烦渴者，名曰暑瘵，宜清暑益气汤加减用之。如卒然晕倒，手足逆冷，不省人事者，名曰暑厥，宜生姜汁、童便灌之，后以朱砂五苓散善后。如发热烦渴自汗，遍身红肿起疙瘩，不可当痈疽治，名曰暑疡，宜败毒散加石膏、川连治之。如忽然烦渴自汗，心腹大痛，上不得吐，下不得泻者，名曰绞肠痧，宜生姜汤探吐之，外以七宝散点大眼角，内服六合汤。

香薷饮

治伏暑引饮，口燥咽干，或吐或泻，并皆治之。

厚朴姜汁炒　白扁豆各一两，炒去皮　净香薷二两

水煎，作二服，用入东酒少许，冷服。若热服，则作泻。或加川黄连五分姜汁炒，更妙。如抽搐者，加羌活一钱。

益元散

治中暑身热，自汗烦渴，胃脘积热，小便不利等证。

南滑石六两，飞净　粉草一两　朱砂三钱

共为细末，每服五钱，新汲水调下。

① 沉李浮瓜：贮于冷水、寒冰中的瓜果。

霍乱无脉有案①

予治陈姓男子，年五十有余，忽病呕吐泄泻，心腹绞痛不可忍。予至诊视，六脉俱无，观其色不惨暗，见其形不瘦弱，言语清亮。自言他医用胃苓汤不效，今求止痛为急。故用琥珀散三钱，姜汤调下，外用葱白熨法。次早予复视之，病者言其疼痛不减，而作渴更甚，知其脉为火所逼，故无脉耳。舍脉从证，故用益元散五钱，新汲水调下。服之少刻，其病如失，脉亦随出。若谓无脉弃而不救，惟任于巧，则神圣工俱失矣。

五积散

治感冒风寒，头疼身痛，强硬拘急，恶寒呕吐，腹胀满疼，内伤生冷，因暑感寒等证。

陈皮　厚朴　桔梗　枳壳　拣芍　白苓　当归　干姜各八分　白芷　川芎　官桂　制半夏各七分　苍术二钱，炒　甘草六分　麻黄一钱。如表虚汗家，以羌活代之

引加葱白三寸，生姜二钱，水煎温服。

二香正气汤

藿香　香薷各□钱　厚朴姜汁炒　苍术炒　陈皮　赤苓　桔梗各一钱　制半夏　白芷　大腹皮　紫苏各八分　甘草五分　麻黄五分。若头不疼有汗，去之

引加生姜二钱，葱白二寸，水煎温服。

鹤皋吴氏曰：四时不正之气由鼻而入，不在表而在里，故不用大汗以解表，但用芬香利气而自愈。方名正气者，足以正不正之气耳。

---

① 霍乱无脉有案：此标题原脱，据底本目录补。

温补回阳汤

此方治虚寒阴证腹疼。救急要药，非真阴证不可轻用。

人参　炮姜　熟附子　肉桂各一钱半，去皮　吴茱萸八分，滚汤泡五次

上剉一剂，水煎温服。

葱白熨法

葱白一斤　麝香二分

将连须葱捣烂，以砂锅炒极热，入麝香，熨脐。如冷，再炒再熨。

三黄石膏汤

治阳毒癫狂，惊悸抽搐，大烦躁渴，鼻干面赤，舌苔黄燥等证。

石膏五钱，煅　川黄连酒炒　黄芩酒炒　黄柏各一钱半，炒黑　山栀仁三钱　知母　贝母　胆星各一钱，九转　香豉一合　木瓜　香薷①　钓藤钩一钱半，打碎

引加生姜皮一钱，细茶叶一钱半，水煎温服。

如大便三四日不行者，加酒洗大黄三钱。

清暑益气汤

治长夏湿热炎蒸，四肢困倦，精神减少，身热气高心烦，小便黄赤，渴而自汗等证。

人参　白术土炒　甘草　神曲各一钱，炒　黄芪二钱　苍术　麦冬各一钱半，去心　归身　泽泻　广皮各一钱　青皮八分　升麻

① 木瓜香薷：此二药用量原阙。

葛根① 五味子十五粒，研

水煎温服。

如湿胜者，加半夏、白苓。古人云未治其暑，先治其湿，此之谓也。

郊倩程氏曰：人知清暑，我兼益气，以暑伤气故也。益气，不独金能敌火，凡气之上腾，而为津为液者，回下即肾中之水，水气足，火淫自却也。

朱砂五苓散

治中暑烦渴，身热头疼，霍乱吐泻，小便不利等证。

白术土炒 泽泻 猪苓各二钱 赤苓三钱 肉桂五分 朱砂一钱

共为细末，每服三钱，新汲水调下。

清暑败毒汤②

以败毒散③方见伤寒门本方加石膏、川连、金银花各二钱。

七宝散

治诸疼痛，及绞肠痧阴寒等证，以此散点大眼角。马骡诸畜，亦可点大眼角，骨眼亦效。

朱砂 雄黄 白矾 火硝 生姜各一钱，捣烂，澄清成粉 冰片 麝香各三分

共为细末，用时以些须点大眼角，不可擦眼。

---

① 升麻葛根：此二药用量原阙。《内外伤辨惑论》卷中升麻用一钱，葛根用三分，可资参考。

② 清暑败毒汤：原作“败毒散”，据底本目录改。

③ 散：原作“败”，据文义改。此下“方见伤寒门”五字原置于“清暑败毒汤”后，据文义移正。

六和汤

治心脾不调，气不升降，霍乱转筋，呕吐泄泻，寒热交作，痰喘咳嗽，胸膈痞闷，头目昏痛，肢体浮肿，嗜卧倦怠，小水赤涩，烦热痢疾，并皆治之。

缩砂去皮，炒研　制半夏　杏仁去皮尖，研　人参　炙草各一钱　藿香叶　赤苓　扁豆姜汁炒　木瓜　广皮各二钱　香薷　厚朴各四钱，姜汁炒

引加生姜二钱，红枣肉二枚，水煎温服。

一方

治干霍乱，上不得吐，下不得泻者，极效。

巴豆仁一粒，研极细　南滑石[①]面渗之

作一服，冷水调下，□[②]臾吐下即苏。

一方治暑疡，最能收汗[③]

治暑疡初起，或痱痤毒者，皆宜扑之。

南滑石一两　生白矾三钱　甘草一钱半

共为细末，扑之，一日二三次。如敛汗者，加五倍子末三钱。

中湿辨治方药大略

治湿大法而有三：外因者，雨泽云蒸，坐卧湿地，入水久浴，此外受湿气也，故病则头沉如裹，声如瓮出，或四肢疼痛，或头面作肿等证，宜蠲痛寄生汤开鬼门以发其汗也。内因者，乳酪醇酒，湿面厚味，生冷过度，此内生湿热也，故病则倦怠

① 南滑石：用量原阙。

② □：底本漫漶不清。据上下文义，似为"须"字。

③ 治暑……收汗：此七字原无，据底本目录补。

嗜卧，喘咳胀满，泻痢频作等证，宜渗湿汤洁净府而利小便也。不内不外因者，因脾虚不能制水，水畜①不能四布，因而停止，故病吞酸呕吐，单腹肿胀等证，当实土调脾，宜资生汤理脾燥湿，至使正气盛而阳气旺，湿得燥而自愈矣。

蠲痛寄生汤

羌活　陈皮各一钱半　独活　柴胡　白芷　制半夏　厚朴各一钱，姜汁炒　南苍术炒　赤苓各二钱　桑寄生三钱　桂枝五分　桔梗一钱　薄荷叶　甘草各五分

引加生姜一钱半，红枣肉二枚，灯心五分，水煎温服，服后饮黄酒半杯。身体素弱者，加人参五分。

渗湿汤

川连　广皮　泽泻　猪苓　木通　大腹皮　山栀各一钱，姜炒　白术一钱半，土炒　赤苓二钱　苍术二钱半，炒　葶苈子六分

引加生姜二钱，灯心一钱，水煎温服。

资生汤

此方不但理脾除湿，宽中和胃，又能治妇人胎前诸证，又治堕胎要药。

人参　白苓　山药　芡实各二钱　白术三钱　砂仁炒　藿香　薏米炒黄　粉草　神曲炒　麦芽炒　山楂　扁豆姜汁炒，去皮　建莲②各一钱，去心　广皮　白蔻去皮　桔梗各八分　川连五分，姜汁炒

引加生姜一钱，红枣肉三枚，水煎温服。

东逸罗氏曰：盖胎资始于足少阴，资生于足阳明，故阳明

---

① 畜（xù序）：通“蓄”。积聚。《荀子·天论》：“畜积收藏于秋冬。”

② 建莲：产于福建之莲子。福建所产莲子品质较佳，为通用正品，故习称建莲。

为胎生之本，一有不足，则元气不能以自养，何能养胎乎？故三月五月而堕胎者，以此方固之。世之安胎者，类用芎、归，不知此正不免于滑焉。

燥证辨治方药大略

究夫得燥病之源者，皆因血枯津燥，不能润泽是也。金中有火，水何健生？水短阴弱，燥热顿起。上焦枯燥，毛发脱落，肌肤揭皱，白屑频生，饮水无度。下焦有损，大便秘结，小便淋涩。在上焦者，宜复液清金，如阿胶汤是也。在下焦者，宜滋阴养血，如琼玉膏之类是也。

阿胶汤

真好阿胶四钱半，蛤粉炒成珠　杏仁二钱半，炒，去皮尖，研　马兜铃　炙草各一钱半　天冬二钱半　麦冬　知母　元参各一钱

引加糯米三钱，水煎，以米熟为度，温服。

琼玉膏

大生地一斤　白茯苓三两　人参一两半　白蜜半斤

先将地黄煮汁，以绢袋滤去渣，同蜜熬沸，入参、苓细末和匀，以瓷瓶盛，用绵纸外加箬叶封扎①瓶口，入砂锅内，以长流水入锅没瓶颈，桑柴火煮三昼夜取出，换油蜡纸扎口，悬浸井中半日，以出火气，提起仍煮半日，以去水气，然后收藏。每日清晨及午后取三匙，用温酒一两许调服，或白汤亦可②。

---

① 封扎：此二字原阙，据《景岳全书》卷五十三图集“古方八阵”补。

② 桑柴火……亦可：此六十二字原脱，据《景岳全书》卷五十三图集“古方八阵”补。

卷之二

火证辨治方药大略

五行各一，惟火有二，曰君火，曰相火。经所谓一水不能胜二火，况二火之外，又有五志之火，如大怒不休，尽力谋虑，则火起于肝；饮食不节，思想太过，则火起于脾；悲忧无常，言多语快，则火起于肺；房劳太过，惊惧恐怖，则火起于肾。凡有过劳，皆能动火。心为君主，轻不受邪，受邪则自焚而死矣。凡心君诸病，皆膻中受之，经曰：膻中者，臣使之官，喜乐出焉。七情之气，皆伤包络，以其位近君主，包护心神故也。虽云如此之多火，当分轻重虚实而治，方能取效。轻者可清可降，重者从其性而升之，虚者可补，而实可泻，治火之法无遗漏矣。轻清者宜泻心汤，降浊者宜凉膈散，重者如升阳散火汤，虚者如桂附地黄汤，实者如大承气汤之类是也。

泻心汤

清心胃大热，疗包络火邪。

川黄连三钱，酒炒　大黄二钱，酒洗　黄芩一钱半，酒炒

水煎，食远温服。

凉膈散

治脏腑积热，口舌生疮，烦躁多渴，二便秘结。退诸经郁热，泻六经实火。

连翘四钱，去心　山栀仁　大黄酒洗　黄芩各二钱，酒炒　薄荷叶　朴硝　桔梗　淡竹叶　甘草各一钱

如火盛极，加川连一钱，去桔梗。

水煎，临服加红蜜二钱调服。

升阳散火汤

治男妇四肢发热，肌热，筋骨中热，表热①如火燎于肌肤②，扪之烙手。此病多因血虚得之，或胃虚过食冷物，抑遏阳气于脾土。经所谓火郁则发之，此方是也。

升麻　葛根　独活　羌活　防风各八分　人参五分　白芍一钱，酒炒　甘草生三分，炙三分

水煎，稍热服。

桂附地黄汤

治命门火虚不能生土，以致脾胃虚寒，饮食少进，大便不实，脐腹疼痛，夜多旋溺③，或脚气上攻，消渴引饮，面赤烦躁，昏夜不宁等证，并皆治之。

大熟地六钱　山药三钱，炒　山萸肉二钱四分　丹皮　正白苓各一钱八分　泽泻一钱二分　桂心一钱　熟附子一钱

水煎，空心温服。

养葵赵氏曰：君子观象于坎，则知肾中具水火之用。今人入房而阳事易举者，阴虚火动也；阳事先痿者，命门火衰也。是方也，壮水益火，水火得其养，则肾气复矣。又命门之火，乃水中之阳，夫水体本静，而川流不息者，气之动，火之用也。然火少则生气，火壮则食气，故火不可亢，亦不可衰。经云火生土者，即肾家少火游行其间，以息相吹耳。

又治脚气上攻，消渴引饮，此圣药也。如消渴病，饮水一

---

① 表热：此二字原阙，据《内外伤辨惑论》卷中补。
② 于肌肤：此三字原阙，据《内外伤辨惑论》卷中补。
③ 旋溺：即小便。

斗，小便亦一斗，此肾气不能摄水，小便恣出，源泉有立竭之势，故急用以逆折其水也。夫肾水下趋之消，肾气不上升之渴，非用此以蛰护封藏，蒸动水气，舍此从何治哉？

大承气汤方见伤寒门

治积热上攻，头疼目赤，牙痛口疮，咽喉肿疼，心胃胀满作痛，或成结块，或日晡潮热，口渴谵语，大便结燥，小水赤涩等证，并皆治之。得通利，止后服。

瘟疫方隅古今不同，治法亦异

夫瘟疫者，乃众生之劫运也。此证起于大兵、大荒、大饥之后，人多暴亡。其秽气上升，触其清气，升久必降，从人口鼻而入，伏于膜原之间，故病则俱病也。如明朝之疙瘩瘟，本朝之青腿牙疳瘟是也，其病必不多见。至于常疫，年年有之，在方隅有轻重，在人畜有异别。如猪瘟死猪，鸡瘟死鸡，推知于人，何独不然？昔以为非其时而有其气。有其气者，谓春应温而反寒，夏应热而反凉，秋应凉而反热，冬应寒而反温，得非时之气，长幼之病相似以为疫。余论则不然。夫寒热温凉，乃四时之常，因风雨阴晴稍为损益。假令秋热必多晴，春寒因多雨，较之亦天地间之常事，未必多疫也。疫者，感天地之厉气，中而即病者，感之深，而中气弱也。其感之浅者，邪不胜正，未能即发，或遇饥饱、劳逸、忧思气怒，正气被伤，而邪气始张，荣卫运行之机乃为之阻塞不通，郁而为热，其热淫之气浮越于太阳，则发热恶寒，头项强痛，无汗，脉疾；如浮越于阳明，则有目痛，眉棱骨痛，鼻干，不眠，脉则洪大；如浮越于少阳，则有胁痛耳聋，寒热往来，呕而口苦，其脉多弦。大概观之，邪越太阳居多，阳明次之，少阳又其次也。邪之所着，有天授，有传染，所感虽殊，其病则一。凡人口鼻之气通乎天气，本气充满，邪不易入，本气适逢亏欠，外邪因而乘之。昔有三人冒雾早行，空腹者死，饮酒者病，饱食者不病，疫邪所着，又何异也？故治法，未病先服芳香之药，节劳碌，调饮食，避风寒，忌房事，仍勿忍饥而近其气，自不传染以病。逐污秽，破邪气，扶正气，使邪离膜原，而病自散矣。宜加减达原饮、三消败毒饮、代天宣化丸、既济解毒汤择而用之。

达原饮

正坚槟榔二钱半，打碎　厚朴　苍术各二钱，炒　草果仁　知母　赤芍各一钱半　黄芩二钱，酒炒　甘草五分

水煎温服。

按：槟榔能消能磨，除伏邪，为疏利之药，又除岭南瘴气；厚朴破戾气所结；草果辛烈气雄除伏邪盘踞；再加苍术扶正祛邪，荡除秽气。四味协力，直达其巢穴，使邪气溃散，速离膜原，是以达原为名耳。热伤津液，加知母以滋①阴。热伤营气，加芍药以和血。黄芩清燥热之余②，甘草为和中之用。凡疫邪游溢诸经，当随经引用，以助升泄。如头项疼，腰脊强，发热，无汗，恶寒，脉浮紧而疾者，此邪溢于太阳经也，本方加羌活二钱。如眼胀，头疼，鼻干，心烦不得眠者，脉必洪大，此邪溢于阳明经也，加葛根二钱。如寒热往来，呕而口苦，耳聋胁疼，脉来弦者，此邪溢于少阳经也，加柴胡二钱。如三阳证俱现，表里俱急者，加大黄二钱半酒洗，名三消败毒饮。

---

① 母以滋：底本漫漶不清，据《温疫论》卷上补。
② 清燥热之余：底本漫漶不清，据《温疫论》卷上补。

三消败毒饮并丸

即前达原饮加羌活、柴胡、葛根、大黄。

引加生姜一钱，水煎温服。

余常以三消饮变丸，加朴硝减半，水丸梧子大，雄黄、青黛为衣。每服三钱，淡姜汤送下，小儿减半。治一切瘟疫皆效，更治暴发眼疾，赤肿疼痛，及疮疖疟痢，凡有余新疾，无有不效。虚弱久病禁服。

代天宣化丸

黄连戊癸年为君　黄芩乙庚年为君　黄柏丙辛年为君　人中黄①甲己年为君　山栀丁壬年为君　川大黄酒洗　苏叶佐　升麻使　牛蒡子臣，酒炒

凡值年为君之药用三两，为臣二两，为佐一两五钱，为使一两，大黄不拘何年必用三两。共为细末，冬至日雪水为丸，如梧子大，朱砂、雄黄、芒硝、青黛、金箔为衣。每服二钱半，姜汤送下。假如戊癸年以朱砂为衣，丁壬年以青黛为衣，余四味各五钱，田赤金箔五十张，入在药内，为丸服之。

既济解毒汤

治积热上攻，头面项耳肿痛，名大头瘟，又治虾蟆瘟等证。

川连姜汁炒　黄芩酒炒　牛蒡子酒炒，研　石膏煅　川大黄各一钱半，酒洗　防风　荆芥穗　羌活各五分　黑参②　桔梗　靛种子打碎　连翘各一钱，去心　人中黄五分

引加生姜一钱，荷叶二钱半。

---

① 人中黄：系将甘草末置竹筒内，于人粪坑中浸渍一定时间后的制成品。又称甘草黄、甘中黄。

② 黑参：即玄参。

水煎，面向东分作二十四口服。按：二十四气也。

黄耳类伤寒病①

又有一种从耳肿起，高赤疼痛，恶寒发热，脊强背直，如痓②一般，此名黄耳，类伤寒证，亦瘟疫之类也。宜既济解毒汤加柴胡为君，龙胆草、金银花为臣，服之多效。方见前。

天灵盖汤

治伤寒瘟疫，诸药不效者用。

天灵盖一个　麝香一分

滚水泡麝，洗天灵盖净，用水三碗，熬一碗，零碎温服，服尽则愈。大渴者，以碎冰块合天灵盖汤饮之。

脉　厥

瘟疫得里证，神色不败，言动自如，别无怪证，忽然六脉如丝，微细而软，甚至于无，或两手俱无，或一手先伏，察其人不当有此脉，今有此脉者，皆缘应下失下，内结壅闭，营气逆于内，不能达于四末，此脉厥也。亦多有过用黄连、犀角、石膏、羚羊③诸寒之剂，强遏其热，致邪愈结，脉愈不行。医见脉微欲绝，以为阳证得阴脉，为不治，委而弃之，以此误人甚众。若更有用生脉散辈，则祸不旋踵矣。宜承气汤缓缓下之，六脉自复。

① 黄耳类伤寒病：此标题原无，据底本目录补。
② 痓（zhì 至）：痉挛。
③ 羚羊：此当指羚羊角。

体　厥

证阳脉阴，身冷如冰，为体厥。

万历年间，有卖卜施姓者，其道颇行，年四旬，禀赋肼甚，六月患时疫，口燥舌干，苔刺如锋，不时太息，咽喉肿痛，心腹胀满，按之痛甚，渴思冰水，日晡益甚，小便赤涩，得涓滴则痛甚，此下证悉备，但通身肌表如冰，指甲青黑，六脉如丝，寻之则有，稍按则无。医者不究里证热极，但引陶氏①《全生集》，以为阳证但手足厥逆，若冷过肘膝，便是阴证。今已通身冰冷，比之冷过肘膝更甚，宜其为阴证，一也。且陶氏以脉分阴阳，二证全在有力、无力中分，今已脉微欲绝，按之如无，比之无力更甚，宜其为阴证，二也。阴证而得阴脉，又何说焉？又内显诸阳证，医竟置之不问，遂投附子理中汤。未服，延吴至，以脉相参，表里互较，此阳证之最者，下证悉具，但嫌下之晚耳。盖因内热之极，气道壅闭，乃至脉微欲绝，此脉厥也。阳郁则四肢厥逆，若素禀肥甚，尤易壅闭，今亢阳已极，故致通身冰冷，此体厥也。六脉如无者，群龙无首之象，证亦危矣。急投大承气，嘱其缓缓下之，脉至厥回，便得生矣。其妻闻之，一曰阳证，一曰阴证，天地悬隔，疑而不服。更请三医，皆言阴证。病者自言：何不卜之神明？遂卜得从阴则吉，从阳则凶，乃服附子理中汤，下咽如火，烦躁转加，乃叹曰：吾已矣，药之所误也。言未已，更加踯躅，逾时乃卒。向以卜谋生，终以卜致死，误人还自误，可为医巫之鉴。

---

① 陶氏：指明代医家陶华，字尚文，号节庵、节庵道人。著有《伤寒六书》《伤寒全书》《伤寒全生集》等。

蛔　　厥

疫邪传里，胃热如沸，蛔动不安，下既不通，必反于上，蛔因呕出，此常事也，但治其胃，蛔厥自愈。每见医家妄引经纶，以为脏寒吐蛔之句，又曰胃中冷，必吐蛔，便用乌梅丸或理中安蛔汤。方中有细辛、附子、干姜、桂枝、川椒，皆辛热之品，投之如火上添油。殊不知疫证始终邪热盛者太多，寒证绝少，不思现前事理，徒记纸上文辞，以为依经傍注，坦然用之不疑，因此误人甚众。

呃　　逆

胃气上逆，则成呃逆，吴中称为冷呃。以冷为名，遂指为寒，不知寒热皆令呃逆，且不以本证相参，专执俗语为寒，遂投丁、萸、姜、桂，误人不少，此与执辞害义者，尤为不典。治法各从本证而消息之，如见白虎证则投白虎方见伤寒门，见承气证则投承气方见伤寒门，隔间疫闭，则宜解瘟导痰，如朱衣滚痰丸方见痰门之类是也。如果胃寒，则宜四逆温之。但治本证，呃逆自止，其他可以类推矣。

四逆汤

生附子三钱，去皮脐　干姜二钱　炙甘草二钱半

水煎温服，出汗即愈。

妊娠时疫

孕妇时疫，设应用三承气汤，须随证施治，切不可过虑慎母，惑于参、术安胎之说。病家见用承气，先自惊疑，或更左右嘈杂，必致医家掣肘，为母子大不祥事。若应下之证，反用

补剂，致使邪火壅郁，热毒愈炙，胎愈不安，转气传血，胞胎何赖？是以古人有悬钟之喻，梁腐而钟未有不落者。惟用承气逐去其邪，火毒消散，炎熇①顿为清凉，气回而胎自固。当此证候，反为大黄为安胎之圣药，历治历当，母子俱安。若腹疼如锥，腰疼如折，此时欲堕未堕之候，服药亦无及矣，虽投承气，但可愈疾而全母，昧者以为胎堕，必反归咎于医也。

或诘余曰：孕妇而投承气，设邪未逐，先损其胎，当如之何？余曰：结粪瘀热，肠胃间事也；胎附于脊，肠胃之外，子宫内事也。药先到胃，瘀热才通，胎气便得舒养，是以兴利除害于顷刻之间，何虑之有？但毒药治病，衰去七八，余邪自愈，慎勿过剂耳。设有虚证，方当宜补。

似是而非论辨虚实夹温主治不同

又有先病虚劳，后染瘟疫，病家不知，医欠详察，以为咳嗽、喘促、头眩者，劳伤肺气也；烦热不眠作渴者，火伤包络也；寒热往来、胁痛、失血者，急怒伤肝也；懒食、呕吐、腹痛，饮食伤脾也；遍身骨节疼痛，腰酸腿软无力者，劳伤肾气也。殊不知温疫之病，亦多有此证，凡用补剂不效，必非虚劳可知，医家当留神细观，深究二理，诊其脉息有力无力，看其口舌有苔无苔、滑利干涩，口苦不苦，按其心腹痛与不痛、有块无块，观其四肢有点无点，方能辨其是虚劳病也，是温疫病也。假如温疫病，亦多有咳嗽、喘促、发热、呕吐、腹痛、口渴等证，再加舌苔、口苦、谵语狂言、二便闭结、心腹作痛，按之欲疼，四肢有红点者，温疫也。前证不必悉具，但见四五

---

① 熇（xiāo 肖）：热，炎热。

证，即断温病，当从温疫门治之。温病少退，方当议补，虚回五六，慎勿再补。过服补剂，贻害不小，多致伤生，良可悲也。故予谨识于此，以为专门虚劳而不顾他证者，猛一警醒。

青腿牙疳疫

康熙圣祖仁皇帝时，有策枉作乱，至于世宗宪皇帝，二十余年兵戈不息，彼此所伤生灵无限，天兵到乌良研似台地方，偶然兵将多有腿疼，痛甚则青。疼而起疙瘩者轻，若腿青肿作痛，毒渐上行，攻于牙齿，腐烂疼痛不治，名为青腿牙疳疫。故古人云大兵、大荒、大饥之后必有大疫，此病是也。初病治法，惟有青马脑食之则愈，或青马乳饮之亦愈。或靛花水调饮之亦可。如无靛花，以青黛代之，或代天宣化丸亦可。

服前方俱不效者，死。

太极丸

治男妇小儿瘟疫，咳嗽痰喘，发热烦躁，口渴谵语，惊风抽搦等证，并皆治之。

天竺黄　胆星九转　川大黄酒洗，各五钱　僵蚕　明雄黄各三钱　冰片三分　麝香四分　神砂①三钱，为衣

共为极细末，五月初五日午时恭拜太阳，以糯米饭为丸，捣千余下，朱砂为衣。每服婴儿一钱，小儿二丸，大人三丸，俱用姜汤送下，累有神效。

气病辨治方药大略

人之有生，惟气是命，气聚则生，气散则死，故气不可不

① 神砂：即朱砂。

保。然保气之法，当分先后二天。先天者肾气也，肾为先天真元之主；后天者胃气也，脾胃为后天水谷之主，此指发生而言也。又水谷之精气行于经隧为营气，水谷之悍气行于脉外为卫气，大气之积于胸中而司呼吸者为宗气，是分后天运用之元气而为三也。又外应皮毛，协营卫，而主一身之表者，为太阳膀胱之气；内通五脏，司治节，而主一身之里者，为太阴肺经之气；通行内外，应腠理，而主一身之半表半里者，为少阳三焦之气，是分先天运用之元气而为三也。先天真气健旺，可以发生后天诸经之气；后天脾胃水谷强盛，亦可以还先天真元之气。补先天，滋肾水，莫妙于人参附子汤、桂附地黄汤是也；保后天，养中气，又当推四君子汤之类是也。益营气者，如养营汤之类是也。护卫气者，如补中益气汤之类是也。守宗气者，宜桂枝甘草汤之类是也。调三焦之气者，如保元汤之类是也。

人参附子汤方见中风门

桂附地黄汤方见火证门

四君子汤方见中风门

人参养荣汤

治脾肺俱虚，发热恶寒，肢体倦怠，食少作泻等证。

人参　黄芪各二钱，炙　白术土炒　白苓　炙草　陈皮　当归　远志去心　熟地各一钱，泻者不用　拣芍一钱半，酒炒　五味子五分　桂心七分

引加生姜二钱，红枣肉二枚，水煎温服。

古人治气虚以四君，血虚以四物，气血俱虚者以八珍加黄芪、肉桂名十全大补汤，宜乎万举万当也。而用之有不获效者，何也？盖补气而不用行气之品，则气虚之甚者，无气以受其补，

补血而仍用行血之物于其间，则血虚之甚者更无血以流行，故加陈皮以行气，而补气者悉得效，其用去川芎行血之味，而补血者因以凑其功，此善治者只一加一减，便能旋转造化之机也。佐以远志之苦入心而安神定志，五味之酸收敛神明，使荣行脉中而流于五脏，名之曰养荣，信不诬也。

补中益气汤

治表虚内热，头疼口渴，心烦不安，四肢困倦，懒于语言，无气以动，动则即喘。

炙黄芪五钱　白术土炒，二钱半　人参　炙草　当归各一钱　陈皮八分　升麻　柴胡各五分

引加生姜一钱半，红枣肉三枚，水煎温服。

景岳张氏曰：补中益气一汤，允为东垣独得之心法。盖此方以升、柴助生气，以参、术、归、芪助阳气，此意诚尽善矣。如治劳倦内伤发热，为助阳也，非发汗也，然有不散而散之意。至于劳倦感寒，或阳虚痞疟，及脾虚下陷等证最宜。若全无表邪寒热，而中气亏甚者，则升、柴大非所宜。盖升、柴之味皆苦寒，升、柴之性皆疏散，惟有邪者，可因升而散之，如无邪大虚者，即纯用培补犹恐不及，再兼疏散，安望成功？凡补阳之剂无不能升，正以阳主升也。

时珍李氏曰：要之能散者断不能聚，能泻者断不能补。性味苦寒者，断非扶阳之物，故表不固，而汗不敛者不可用；外无表邪，而阴虚发热者不可用；水亏火亢，阳气无根，而格阳、戴阳者不可用；脾肺虚甚，而气促以喘者不可用；吐血衄血者不可用；四肢厥而阳虚欲脱者不可用。总之，阳气虚极者不可泻，阴阳下竭者不可升。人但知补中益气可以补虚，不知机微关系判于举指之间，纤微不可紊，误者正此类也。

桂枝甘草汤

治发汗过多，亡膻中之阳，其人叉手自冒心，心下惊悸欲得按者，此方主之。

桂枝五钱　炙甘草二钱半

予治此证，加拣芍二钱醋炒，水煎温服。

保元汤

人参、甘草各一钱，炙黄芪五钱，加桂心五分。

水煎温服。

鹤皋吴氏曰：保元者，保守其元气之谓也，气一而已。是方用黄芪护表气，人参固里气，甘草和中气，三气至而元气足矣。

韵伯柯氏曰：人知火能克金，而不知气能胜火。人知金能生水，而不知气即是水，此意惟东垣知之，故曰参、芪、甘草，除烦热之圣药。要之，气旺而火邪自退。

丹溪朱氏曰气有余便是火，不知气上腾便是水。

血病辨治方药大略

夫血者，水谷之精也。变化血脉，荣润周身，长养脏腑，化生气神，视听言动，皆赖其运。因劳过度，斫①丧受伤，耗散阴血，血虚生火，伤及三阴。经曰：阴虚者，阳必凑之。阳凑阴络，血必妄行。热入厥阴者，用逍遥散加地骨皮以凉补之，血有所藏，而火自归也。热伤少阴者，用六味地黄汤以对待之，壮水之主，而火自平也。热伤太阴者，宜补中益气汤以升举之，

① 斫（zhuó着）：用刀、斧等砍劈。

清阳复位，而火自熄也，火熄而血自止矣。以上三方，皆为阴虚而设，假若火犯阳经，又当清热为主。如初吐血、衄血者，宜犀角地黄汤。如见血即止而存瘀血者，宜承气汤加桃仁、红花下之。有咳血、咯血者，宜当归补血汤止之。热侵阴络，则为便血、溺血、血淋、崩漏等证，久不止者，宜归脾汤止之，十灰散、花蕊石散涩之。肾经虚火盛者，滋阴复液汤润之。治血之法，庶乎略备矣。

逍遥散方见郁门

六味地黄汤方见中风门

补中益气汤方见气门

犀角地黄汤

治吐血，衄血，血崩，赤淋等证。

生犀角一钱半，镑末　生地　拣芍酒炒　丹皮各二钱

水煎温服。

桃仁承气汤方见伤寒门

当归补血汤

治男妇肌热面赤，烦渴引饮，脉洪大而虚，重按全无。

当归二钱　黄芪一两，炙

水煎温服。

汤名补血，而用黄芪为君者，以有形之血不能速生，无形之气所当急固，经曰阳生则阴长，是此理也。

归脾汤

治思虑伤脾，以致怔忡健忘，惊悸盗汗，不寐，嗜卧少食，

心脾作痛，月经不调等证。

人参　当归各一钱　炙黄芪三钱　白术土炒　酸枣仁炒，研　龙眼肉各二钱　茯神一钱半　远志去心　炙草各八分　木香五分，为细末，入煎药内调服

水煎温服。

东逸罗氏曰：参、芪、术、苓、草者，所以补脾气也。当归、枣仁、远志、龙圆者，所以养心血也。木香者，开郁醒脾也。特名归脾汤者何也？盖心藏神，其用为思，脾藏智，其出为意，见神志思意，火土合德者也。若脾阳苟不运，心肾必不交，彼黄婆①者，若不为之媒合，则已不能摄肾归心，而心阴何所赖以养？此取坎填离者，所以必归之于脾，故名曰归脾汤。

十灰散

止血如神。

头发　陈棕　大蓟　小蓟　柏叶　荷叶　茅根　茜根　川大黄　山栀仁　丹皮各等分，俱烧存性

共研极细末，纸包，碗盖于地上，出火毒一夕。用时以藕捣烂绞汁，研京墨半小碗，调末药五钱，温服。病轻者立止，如出血成升斗者，用后花蕊石散止之。

花蕊石散

花蕊石不拘多少，煅存性

研极细末，每服三钱，童便送下，男子加无灰酒一半，女用醋一半合服。如血出太甚者用五钱，使瘀血化为黄水。若虚者，以独参汤补之。

---

①　黄婆：道教称脾为黄婆。

滋阴复液汤

熟地六钱　天冬　生地　山药各二钱，炒　贝母去心，研　丹皮　柏叶炒黑　正白苓　知母各一钱二分　山萸肉　麦冬各一钱半，去心　阿胶珠二钱四分　泽泻六分

引加梨三钱，水煎温服。

止红丹

止诸般血，及崩漏、便血更效。

真阿胶　蒲黄各一两，同炒黑为度　生大黄　归身　净槐花各九钱，俱炒黑

共为细末，炼红蜜为丸，二钱重。每服一丸。如崩漏，用大贼草五钱去节，醋浸焙黄煎汤送下。便血者，用椿根皮醋炒黄色、金银花各三钱，煎汤送下一丸。至重者，不过十丸即止。引药二日一换。

精病辨治方药大略

夫精者，米之清者也。生于脾胃，统于肾经，上归于脑。脑为髓海，又为性根，凡房劳伤精，泥丸必麻，是其验也。故精者，生身之本也，精旺则生气，气旺则生神，故经曰：足于精者，百病不生；穷于精者，万邪蜂起。故谚语曰：施人则生人，留己则生己。保生之徒，养精如至宝矣。然损精伤肾，非止一端，若目劳于视，精以视耗；耳劳于听，精以听耗；心劳于思，精以思耗；体劳于力，精以力耗，可见诸病多生于肾。肾经少有不足，不能上潮于肺，则津液短少，故病头眩眼黑，发脱鬓落，齿摇耳聋，咳嗽喘满等证；在下则病遗精白浊，五淋盗汗，腰酸腿软，骨痿筋酥，小便不禁等证。治法，上部不

足者宜滋阴复液汤，下元不足者宜保真固本汤加减，服之多多益善。

滋阴复液汤方见血门

保真固本汤

熟地六钱　枸杞　杜仲各三钱，盐水炒断丝　山萸肉　龟胶珠　山药各二钱四分，炒　续断　正白苓　天冬　鹿胶珠各一钱八分　五味子六分，打碎

不加引，水煎温服。

如大便秘者，加当归、肉苁蓉各一钱八分酒洗去鳞甲。如淋浊，加泽泻、萆薢各一钱八分。如遗精，加龙骨、牡蛎煅、莲须各一钱八分。如盗汗，加炒浮麦、炙黄芪各二钱四分。

神病辨治方药大略

夫心者，君主之官，神明出焉，统摄七情，酬酢万机。心为神明之宅，神乃君主之用，心静则神不外驰而守舍矣，心静神清，何病之有？至于健忘、怔忡、惊悸、不寐、心烦、癫痫等证，皆包络虚损，心神不足，七情所伤之为病也。治宜清心安神，养血豁痰镇惊之剂治之，无有不愈。如多火者宜朱砂丸，血虚者宜养心汤或龙齿安神丸之类是也。

朱砂安神丸

治忧思郁结，气不得伸，以致烦躁不眠等证。

川黄连六钱　朱砂五钱　甘草　生地各三钱半，酒洗　当归二钱半

共为细末，以汤浸蒸饼为丸，如黍米大，唾津咽下三十九①丸。

清心牛黄丸②

如气虚痰盛，烦躁惊悸，怔忡不眠者，宜牛黄清心丸，姜汤研化一丸。方见中风门。

养心汤

治心神不足，惊悸怔忡，不眠等证。

茯神　当归　生地　远志　人参　柏子仁　酸枣仁各一钱，炒　甘草　川芎　半夏曲③各八分　五味子十五粒，研　肉桂五分，去皮打碎　炙黄芪二钱　龙齿八分，火煅醋淬五次，为细末，调煎药内

引加生姜二钱，龙圆肉三枚，水煎温服。

如有停水怔忡，加正槟榔、赤苓各一钱。

龙齿安神丸

治七情过度，损伤心血，血虚火盛，神不安宁，神出舍空，火炎痰聚，以致烦躁惊悸，健忘怔忡，心跳心慌，不眠等证，并皆治之。

大生地一两二钱，酒洗　龙齿火煅，醋淬五次　当归　茯神　柏子仁　麦冬去心　赤苓　拣芍酒炒　川贝母去心　花粉各六钱　生黄芪一两　朱砂　川芎　远志去心　白术土炒　沉香各三钱　粉草五钱　九转胆星二钱

共为细末，炼蜜为丸，二钱重，朱衣。每服一丸，照病各按引下。如血虚心慌者，用龙圆肉五钱煎汤送下。如昼夜不眠

---

① 九：疑为衍文。

② 清心牛黄丸：此标题原无，据底本目录补。

③ 曲：原作“面”。形近之误，据《医方集解·理血之剂》改。

者，用酸枣仁炒，研末五钱煎汤送下。如惊悸者，加朱砂细末一钱，滚白水送下。如盗汗者，加浮小麦、炒枣仁、牡蛎煅各一钱半煎汤送下。如虚甚者，加人参一钱煎汤送下。

病笑不休案①

或问曰：忧思郁结而生病者，常多有之，未闻喜笑亦能病人否？曰：偶亦有之。盖喜笑不休者，君相二火之为病也。火得风则焰，笑之象也。虽然，火病当分虚实。实者宜清火化痰，如经曰：神有余则笑不休。宜用炒盐汤多饮探吐之，吐尽顽痰则愈。虚者宜温宜补，当引火归元，而笑自止，如归脾汤方见血门、附子理中汤方见中风门之类是也。予治李宅少妇，因半产后恶露不止，喜笑不休，他医用清热凉血之剂不效，方延予诊治。予看脉微面惨，因用附子理中汤方见中风门，不数剂而笑除血止而愈。

［批］病笑不休案。

痰证辨治方药大略

脾为生痰之原，肺为贮痰之器，此无稽之误也。夫脾为胃行其津液而灌四旁，而水精又上疏②于肺，焉得凝结而为痰？惟肾为胃关，关门不利，则水泛而为痰也，则当曰肾为生痰之原。经曰：受谷者浊，受气者清。清阳走五脏，浊阴归六腑。肺为手太阴，独受诸气之清，而不受有形之浊，则何可贮痰？盖胃为水谷之海，万物所归，稍失转化之职，则湿热凝结为痰，依附胃中而不降，则当曰胃为贮痰之器。斯意也，惟王公知之，

① 病笑不休案：此标题原无，据底本目录及眉批补。
② 疏：疑为“输”之误。

故立礞石滚痰丸之方，不涉脾肺，而责之胃肾焉。予意滚痰丸虽然治痰要药，当分虚实寒热而施治，方能取效。隐君王公之方，利在实热。假若虚寒，又当别治。如脾虚不能运化水谷而生痰者，当助脾胃，宜六君子汤建中燥湿，是治痰之本也。如肾虚关门不利，水泛为痰，当益肾气，宜《金匮》肾气汤温肾利水，是化痰之根是也。

礞石滚痰丸

治实热老痰之峻剂，虚寒者不宜用。

青礞石一两，火硝煅过。陈久者佳，新煅者有火毒　黄芩　川大黄各八两，酒蒸　落水沉香五钱

共为细末，水丸梧子大。每服二钱，温水送下。

有朱砂为衣者，名朱衣滚痰丸，治痰更速。有加朴硝一两者，名玉芝丸，消痰化滞有效。

夫滚痰者，盖二黄、礞石禀中央之黄色，入通中宫者也。黄芩能清理胃中无形之气，大黄能涤荡胃中有形之质。然痰之为质，虽滑而黏，能栖泊于肠胃曲折之处而为巢穴，故称老痰。用二黄以滋润之品，只能直行而泄，欲使委曲而导之，非其所长也，故选金石以佐之。礞石之燥，可以除其湿之本，而其性之悍，可以迅扫其曲折伏依之处，使秽浊不得腻滞而少留，此滚痰之所由名也。又虑夫关门不开，仍得为老痰之巢穴，故用沉香，禀北方之色，能纳气归肾，又能疏通肠胃之滞气，肾气流通，则水始不留，而痰不再作耳，使礞石不黏着于肠，二黄不伤及于胃，一举而三善备，所以功效若神也。

六君子汤方见中风门

金匮肾气汤

此方不但治痰之本，而且治肿胀，脚气，消渴等证，最为

善后要药。

大熟地六钱　山药炒　山萸肉各三钱　正白苓二钱　丹皮一钱二分　泽泻一钱二分　川牛膝　车前子各一钱八分，炒碎　制附子　肉桂心各一钱二分　好沉香六分，为末

引加灯心五分，水煎，调沉香末温服。忌咸物。

如咳嗽盛，加天冬、麦冬、知母、贝母去心，研各一钱半。如治肿者，茯苓用六钱，泽泻、车前、川牛膝各三钱，熟地、山药、山萸各二钱，余者照旧。

饮病辨治方药大略

夫饮者，水也。经曰：饮入于胃，游溢精气，上输于脾，脾气散精，上归于肺，通调水道，下输膀胱，水精四布，五经并行。水入于经，其血乃成，此之谓也。如不渴过饮，或饮酒太过，当风冒寒，遂成痰饮。痰形稠黏，饮病清水。停饮之病虽则有八，总不外乎脾、胃、大肠、肾与膀胱而已。涤饮者，和胃燥湿，是治其标，温肾利水，是治其本也。调胃者，如二陈汤之类是也。胃实饮癖者，宜妙应丸是也。燥湿者，宜五饮汤是也。温肾利水者，宜金匮肾气汤之类是也。

加味二陈汤

通治痰饮诸疾，呕吐恶心，头眩心悸，或发寒热，或流注作痛等证。

制半夏三钱　陈皮　赤苓各二钱　甘草五分

引加生姜三钱，灯心五分，水煎温服。

妙应丸

治一身牵引隐痛不可忍，走易不定。或疑风毒，或疑瘫痪，

皆非也，乃痰饮伏在心膈，变成此证。但服此药，其疾如失。

甘遂醋炒　紫大戟面煨熟　白芥子各等分

共为细末，姜汁打糊为丸，如梧桐子大，晒干。临卧温水下，初服七丸，渐加至十五丸，神效。

惊痰，加朱砂为衣。痛甚，加全蝎各半。酒癖，加雄黄各半。臂痛，加木鳖子仁、桂心各五分，煎汤送下。惊痰成块，加穿山甲炒、玄胡、蓬术各一钱，煎汤送下。饮癖，加牵牛炒，研细末一钱，滚水调送丸药。

予累作丸，将牵牛焙过，入前丸内各等分，甚效。

五饮汤

治五饮俱效。五饮者，是痰饮、留饮、癖饮、溢饮、酒饮。

旋覆花用夏布①口袋装在内，入药同煎　人参　陈皮　枳实　白术土炒　茯苓　厚朴　半夏　泽泻　猪苓　桂心　白芍　甘草各七分

引加生姜三钱，灯心五分，水煎，空心服。

金匮肾气汤方见痰门

食病辨治方药大略

《灵兰秘典》篇曰：脾胃者，仓廪之官，五味出焉。盖谷入于胃，脉道乃行。散气于五脏，洒陈于六腑，故曰安谷则昌，绝谷则亡。脾胃俱旺，则能食而能消。脾胃俱虚，则不能食而瘦，食亦难化。又有贪恋美食，过饱伤胃，或先食冷物，而后食热物，或着气恼，以致停食，故经曰：饮食自倍，肠胃乃伤。

① 夏布：又称“葛布”。用葛草纤维织成的布。

此受诸病之源头也。然消食之法，过食者在上宜吐之，当宜姜盐汤探吐之方见风门。在下者宜泻之，如木香槟榔汤是也。膏粱厚味者宜消之，如清脾饮是也。生冷过度者宜温之，如温脾汤是也。

木香槟榔汤

正槟榔二钱，打碎　木香八分，为细末，另入　条芩[1]酒炒　川大黄酒洗　厚朴姜汁炒　陈皮　枳壳　当归　山楂各一钱半　拣芍三钱　香附姜汁炒　神曲各二钱，炒　甘草五分

引加生姜二钱，六安茶叶一钱，水煎温服。

清脾饮

青皮　草果去皮，研　半夏姜汁炒　赤苓　陈皮　正槟榔打碎　黄芩酒炒　厚朴姜汁炒　枳实　香附姜汁炒　川大黄酒洗　神曲炒　山楂各一钱半　甘草五分

引加生姜一钱半，水煎温服。

温脾汤

治冷积在肠胃间，腹痛泄泻，宜先去积，然后调治，不可畏虚以养病也。

厚朴　干姜　甘草　桂心　熟附子各一钱半　川大黄五分，酒洗

水三钟，煎六分，顿服。

仲景张氏曰：太阴病，脉弱，便利，设当行大黄者，宜减

① 条芩：又称子芩，系黄芩之新根内实者。《本草纲目》卷十三“黄芩”条：“子芩乃新根，多内实，即今所谓条芩。”

之，以其人胃气弱易动故也。即是观之，肠胃锢①冷之腹痛泄泻等病，岂敢恣用大黄耶？如不用，则温药必不能下，而久留之邪非攻莫去。如多用，则温药恐不能制，而洞下之势或至转增。裁酌用之，真足法矣。

郁病辨治方药大略

丹溪朱氏曰：气血冲和，百病不生；一有拂郁，诸病生焉。盖因思虑过度，损伤脾胃，脾虚不能运化精微，因而多郁。郁者，结聚而不得发越也。当升者不能升，当降者不能降，当变化者不能变化，此为传化失常，而六郁病现矣。治郁之法，木郁则达之，谓吐令其调达也；火郁则发之，谓汗令其舒散也；土郁则夺之，谓下令无壅滞也；金郁则泄之，谓渗泻利小便也；水郁则折之，谓抑之治其冲逆也，此治郁之大概，全备于斯矣。虽分五郁六郁之不同，治法总宜理脾和气，而诸郁自愈矣。

和气开郁汤

治郁而有余者。

香附姜汁炒，三钱　川芎　枳壳炒　赤苓　半夏　陈皮　苍术炒　山楂　神曲炒　山栀姜汁炒　麦芽　柴胡　甘草各一钱

引加生姜三钱，水煎温服。

加味逍遥散

治肝经郁而不足者。

白术三钱，土炒　正白苓二钱，打碎　拣芍酒炒　归身各一钱半　柴胡一钱　薄荷叶五分　甘草五分

---

① 锢：通“痼”，顽疾。《正字通·金部》：“锢，久固之疾曰锢。俗作痼”。

引加生姜一钱，红枣肉二枚，水煎温服。

火盛者，加山栀仁炒、丹皮各一钱半。火衰者，加肉桂、丹皮各一钱。

治肝木之郁者，其说有二，一为土虚不能生木也，一为血少不能养肝也。盖肝为木气，全赖土以滋培，水以灌溉。若中气虚，则九地不升，而木因之郁。阴血少，则木无水润，而肝遂以枯。方用白术、茯苓者，助土德以生木也；当归、芍药者，益荣血以养肝也。丹皮、薄荷解热于中，粉草、栀子清火于下。独柴胡一味，一以厥阴报使，一以生发诸阳，经曰木郁则达之，柴胡其要矣。至于培水之剂，则下同乎肾；而泻火之剂，则上类乎心矣。

如咳嗽者，加桔梗、麦冬、知母、贝母去心，研各一钱。咯血者，加黑参、侧柏叶炒黑、阿胶珠各一钱。烦热甚者，加地骨皮、大生地各二钱。

虫病辨治方药大略

元方巢氏《病源式》曰：人腹有九虫，伏虫长四分，群虫之主也；蛔虫长五六寸至一尺，发则心腹作痛，口喜吐涎及清水，贯伤心则死；白虫长一寸，色白头小，生育转多，令人精神损弱，腰脚作痛，长一尺则杀人；肉虫状如烂杏，令人烦闷；肺虫状如蚕，令人咳嗽成劳；胃虫状如虾蟆①，令人呕逆喜哕；膈虫状如瓜瓣②，令人多唾；赤虫状如生肉，动作腹鸣；蛲虫至微，形如菜虫，居胴肠③中，令人生痈疽、疥癣、痔瘘、疳

① 虾蟆：也作“蛤蟆”。

② 瓣：原作“辨”。形近之误，据文义改。

③ 胴肠：即大肠。

䘌、龋齿诸病。诸虫皆依肠胃之间，若人脏腑气实，则不为害，虚则侵蚀，变生诸疾也。又有尸虫，与人俱生，为人大害，其状如犬马尾，或如薄筋，依脾而居，三寸许，有头尾。凡服补药，必须先去此虫，否则不得药力。凡一切癥瘕，久皆成虫。紫庭真人曰：九虫之中，六虫传变为痨瘵，而胃虫、蛔虫、寸白虫三虫不传。其虫传变，或如婴儿，如鬼形，如虾蟆，如守宫①，如蜈蚣，如蝼蚁，如鳖，如猬，如鼠，如发，如肝，如血汁等状。凡虫在腹，上旬头向上，中旬头向中，下旬头向下。服药，必须上旬初三、四日五更时服，则易效也。子和张氏曰：巢氏之衍九虫详矣，然虫之变不可胜穷。要之，皆以湿热为主，虫得木气而生，得雨气乃化，岂非风木主热，雨泽主湿也？故五行之中皆有虫，诸木有蠹，诸果有螬，诸菽有蚄，五谷有螟、螣、蝥、蠈。麦朽蛾飞，栗破虫出，草腐萤化，皆木之虫也。烈火有鼠，烂灰生蝇，皆火之虫也。穴蚁墙蝎，皆土之虫也。龙鱼鳖虾，蝌蚪马蛭，皆水之虫也。昔有冶工破一釜，见其断处臼中，有一虫如米，其色正赤，此则金中亦有虫也。

加味遇仙丹

追虫取积如神。

黑牵牛四两，半生半炒　三棱　莪术　好正槟榔各五钱　茵陈三钱半

共为细末，每药末四两，如飞罗面二两，将皂角五钱煎汤，打面糊为丸，如梧子大。每服三钱，壮人五钱，小儿一钱，于五更鸡鸣时茶清送下。

此药传自异人。凡一切痞块积聚，诸虫血瘕，经年不愈之

① 守宫：即壁虎。

证，服之立效，不可轻忽，秘之秘之。

加味碧金散

此药杀九虫皆效。

苦楝根一两　鹤虱　好正槟榔　使君子肉　青黛各五钱　雄黄　雷丸各三钱，要白的　麝香一钱

共为细末，每服二钱，小儿五七分，五更时以猪肉煮汤调下。不过三五服，其虫尽出矣，须在初二三四日服。

卷之三

妇人经病辨治方药大略

经曰：女子七岁，肾气盛，齿更发长。二七而天癸至，任脉通，太冲脉盛，月事以时下，阴阳合，故能有子。天者，天真之气；癸者，谓壬癸之水，故曰天癸也。然冲为血海，任主胞胎，二脉流通，经脉渐盈，应时而下，常以三旬一见，以象月盈则亏也。三旬一见者，为一小会之周天，此其常也。然有中会、大会之不同，故又有两月一行、三月一行、一年一行者。两月一行者，谓之并经。三月一行者，谓之季经。一年一行者，谓之避年。终身不行而生子者，谓之圣胎。有按月从口鼻来者，谓之逆行经。有怀孕经水些须仍来而生子者，谓之漏胎。若遇行经，最宜谨慎，行经调理，与产后相似。若被七情劳役内伤，六淫外侵，则气血错乱，以致经脉不行，或前或后，或多或少，或紫或白，皆谓不调，久则变成劳瘵等疾。犯时微若秋毫，成患重如山岳，可不慎哉！

予按：经脉不行，非止一端，大抵不离血滞、血枯而矣。血滞者，血瘀凝结，经脉不通，当以破血通经，如桂枝桃仁汤、琥珀散之类是也。血枯者，血短不能荣于周身，焉有余血行经之理？当以养血滋阴，久补自通，如四物汤、左归汤之类是也。不及期而来，其色紫者，血热可知，宜清热和血，如加减逍遥散之类是也方见郁门。如过期而不止者，宜芩心丸清之。日久而不止者，宜十灰散涩之方见血门。有经水适来，内原有热，外受风邪，郁结不通，忽然经水断绝，昼则明了，夜则谵语，发狂如见鬼状，此名热入血室，宜牛黄丸清心豁痰，柴胡汤和血解肌是也。

有经水适来，偶感风寒，或坐卧湿地，或洗浴当风，或房劳后受寒，以致经水忽然断绝，故少腹绞痛，掣引阴筋，甚而手足筋搐如鸡爪者俗名鸡爪风，此名寒入血室，宜葱白散热服方见九痛门，后用熏药。总之，妇人以经水为准，经水调正，则无病可为，要言不繁矣。

桂枝桃仁汤

治感冒风寒，瘀血作痛。

桂枝八分　桃仁二钱，去皮尖，研如泥　红花　丹皮　川芎　生地各一钱　川大黄酒洗　赤芍　归尾各一钱半　香附四钱，醋炒

引加生姜二钱，红枣肉二枚，水煎温服。

琥珀散

治妇人月经壅滞，每发心腹脐疞①痛不可忍，及治产后恶露不快，血上抢心，迷闷不省，气绝欲死者效。若寻常气血痛，只一服。产后血冲心，二服便愈。好善君子，预制以救痛苦。

三棱　莪术　赤芍　刘寄奴　丹皮　熟地　当归　官桂②　乌药正　延胡各一两

上前五味，用黑豆一升、生姜半斤切片、米醋四斤同煮，豆烂为度，焙干，入后五味，同为细末。每服二钱，空心温黄酒调下。

四物汤方见中风门

琥珀散沉香、没药、乳香、木香各五钱更效

---

① 疞：同“㽲”。腹中急痛。《广韵·巧韵》：“㽲，腹中急痛。俗作疞。”

② 官桂：肉桂中之上品。《本草纲目》卷三十四“桂”条：“官桂者，乃上等供官之桂也。”

左归汤附左归丸

熟地六钱　山药炒　山萸肉各三钱　当归　枸杞　杜仲盐水炒断丝　续断　川牛膝　龟板胶珠　拣芍各一钱半，酒炒　茯神一钱

不用引，水煎温服。

左归丸内有鹿胶珠三钱，菟丝子酒炒二钱，无拣芍、茯神。治阴虚诸病甚效。

加味逍遥散方见郁门

芩心丸

治妇人天癸已过，每月却行，过多不止。

条芩老米泔水浸七日炙，又炙，如此七次

上为末，醋糊丸，梧子大。每服七十丸，空心温黄酒送下，日进二服。

十灰散方见血门

柴胡地黄汤

治妇人经水适至，忽然断绝，寒热往来，昼则明了，夜则谵语，发狂如见鬼状，名为热入血室。亦治产后恶露，方来忽然断绝。

柴胡三钱　制半夏　黄芩各二钱，酒炒　人参一钱　生地一钱半　甘草五分

引加生姜二钱，红枣肉二枚，水煎温服。

牛黄丸

牛黄三钱半　朱砂　郁金　丹皮各三钱　冰片　粉草各一钱

为末，红蜜丸如黄豆大。每服一丸，新汲水化下。

葱白散方见九痛门

外熏法①

川椒　蕲艾各一两　生姜二两，切碎　老葱白　高醋各半斤　老东酒一斤

共入砂锅内，加水三大碗，滚数滚，倾入小坛内，令病妇坐于坛口上熏之。如冷，再温再熏，痛定为止。

癥瘕痃癖辨治方药大略

妇人之病，与男子无二，所多者，七癥、八瘕、九痛、十二带，是为妇人三十六病。更有胎前、临产、产后、崩漏诸疾。治法分门列部，各有方论。至于癥瘕痃癖，不可不辨。癥者，有块可证，而推之不动，为癥；瘕者，假物成形，推之而动，为瘕。至于痃癖，则与痛俱，痛即现，不痛则隐。在脐左右为痃，在胁肋之间为癖，在小腹牵引腰胁作痛为疝。名虽癥、瘕、痃、癖、疝病不同，总不外乎食积、痰饮、气滞、瘀血而成。治此病者，食则消之，痰则豁之，饮则利之，瘀则破之，气则顺之，无有不愈。至于龙、蛇、鱼、鳖、肉、发、虱、米癥瘕等事，皆出偶然，但饮食间误中之，留聚结块，假血而成，自有活性，虽内所成之不同，治法当以类相从，所谓医者意也。如以败梳治虱瘕，铜屑治龙瘕，曲糵治米瘕，石灰治酒瘕，如此等类，学者所当知也。

木香槟榔汤方见伤食门

礞石滚痰丸方见痰门

加味二陈汤方见饮门

妙应丸方见饮门

① 外熏法：底本目录作“熏寒法”。

桃仁丸

治妇人血瘕血积，经脉不通。

桃仁去皮尖，研如泥　川大黄　朴硝各一两，另研　虻虫半两，炒黑

上为末，以米醋二斤，银石器慢火煎取一斤五两，下大黄、虻虫、桃仁泥，不住手搅，煎至可丸，下朴硝，搅匀出之，丸梧子大。前一日不用吃晚饭，五更初温东酒送下五丸，日午取下如赤豆汁，或如鸡肝、虾蟆衣之状。未下再服，如鲜血来即止，后以调理气血药补之。此药治病的切，然而猛烈，气血虚者不可用。

三棱丸

治气块，食癥，酒癖，血瘕，时发刺痛，全不思食，并一切积滞皆效。

三棱　莪术　香附各四两　芫花一两

上同入瓷器中，用米醋五斤浸满，封器口，炭火煨令干，取出棱、术、香，将芫花以余醋炒令焦，同棱、术、香焙干为末，醋糊丸，如梧子大。每服三十丸，生姜汤送下。

如水泄肿满作渴者，用桑白皮二钱，煎汤送下。

九痛辨治方药大略

九痛者，一阴中痛，二阴中淋痛，三小便痛，四寒冷痛，五月经来时腹痛，六气满来时足痛，七出汗阴中如虫啮[①]痛，八胁下皮痛，九腰痛。痛虽有九，寻其病因，不过气、血、痰、

① 啮（niè 聂）：咬。《说文·齿部》：“啮，噬也。”

饮、食、寒、热、虫、冷作痛而已。治法，气则顺之，血则和之，痰则豁之，饮则利之，食则消之，寒则解之，热则清之，虫则化之，冷则温之。治痛之法，无余蕴矣。

气痛，宜木香槟榔汤方见伤食门。

血痛，宜琥珀散方见妇人经病门。

痰痛，宜滚痰丸方见痰门。

饮痛，宜妙应丸方见饮门。

食痛，宜清脾饮方见食门。

葱白散

专治一切冷气、寒气及膀胱气攻冲疼痛。大治妇人胎前产后腹痛，胎不安，或血刺痛，或子宫宿冷，百节倦痛，肌体怯弱，劳伤带癖，久服尽除。但妇人一切疾病，服此最宜。

当归　川芎　枳壳　厚朴姜炒　桂心①　干姜　小茴香炒　芍药　青皮　木香　麦芽炒黑　川楝子　三棱　莪术　茯苓　神曲炒　熟地　人参各一钱

共为粗末，每服三钱，水一大碗煎，连须葱白二寸拍破，盐五分，煎至七分，温服。

如大便秘，加川大黄一钱半。如大便泄，加诃子肉一钱面煨熟，去面不用。

化虫散

治虫痛，不拘大人小儿，皆可服之。

正槟榔　使君子肉各二两　川椒　蚯蚓各二钱　明雄黄三钱　白雷丸　苦楝根各五钱

共为细末，每服二钱，乌梅汤下。

---

① 桂心：亦即官桂。

佛手柑散

治男妇气血不舒，心腹刺痛。

佛手柑三钱

上为细末，每服三钱，温黄酒送下。

带下辨治方药大略

十二带者，是所下之物也，一者如膏，二者如青血，三者如紫汁，四者如赤皮，五者如脓痂，六者如豆汁，七者如葵羹，八者如凝血，九者如清血似水，十者如米泔，十一者如月浣，十二者如经度不应期也。人有带脉，横于腰间，如束带之状，病生于此，故名为带。皆因平时阴阳过多①，及产后亡血下虚，风邪乘虚而入于胞门，宜暖宫丸加姜、附、吴萸，或黄芪建中汤送苦楝丸四五十丸，东酒下。

暖宫丸

治妇人诸虚不足，久不妊娠，骨蒸形瘦，崩漏带下，并皆治之。

鹿角霜　拣白芍酒炒　白术土炒　正白苓　山药炒　白芷　白薇　牡蛎煅　乌贼鱼骨各五钱

上为末，面糊为丸，如梧子大。每服五十丸，空心米饮送下。

如子宫寒甚者，加炮姜、熟附各二钱半，吴萸汤泡五次，晒干研碎一钱半。

黄芪建中汤

治虚劳，里急后重，腹痛带下，遗溺，四肢酸疼，手足烦

---

① 阴阳过多：此处指房劳过度。

热，口燥咽干等证。

黄芪三钱，炙　胶饴　白芍酒炒　甘草　桂枝　生姜　大枣　当归各一钱半

水煎温服。

如口燥咽干甚者，去桂枝。

苦楝丸

治赤白带下甚效。

苦楝子打碎，酒浸　小茴香炒　当归各等分

上为末，酒糊丸，如梧子大。每服四五十丸，空心温黄酒送下。

有瘀血，加桃仁二钱去皮尖，研如泥。血海寒，加肉桂一钱，水煎，送丸药。如腰腿疼，用四物汤四钱，加防风、羌活各一钱，煎汤送下。

胎前诸病辨治方药大略

古人云：宁医十男子，不医一妇人。妇人之病，因何难治？盖缘妇人之性多有偏执，不明阴柔暗昧，敬重巫瞽，不信医药，招神弄鬼，而且多气多郁，阴中有病，不便明言，女子之情，隐微难见，病自不知，而一委于医，医又不能得其隐微，望、闻、问三者无焉，惟凭于脉，脉岂可尽得乎？是以妄意揣度，聊复从事焉。嗟乎！此何等事，而竟以意度之。治病处方，犹如捕风捉影，想望成功，岂不难哉！故曰：宁医十男子，不医一妇人。诚哉是言也，非神于术者，不能尽其所长耶。

恶　阻

清胃顺气豁痰汤

治妊娠恶阻，呕吐腹胀，懒食等证。

广皮二钱　南苍术炒　制半夏　厚朴姜炒　藿香各一钱半　南香附三钱，姜汁炒　白苓　缩砂炒，去皮研　苏梗各一钱　神曲二钱，炒　粉草五分

引加生姜一钱半，红枣肉二枚，水煎温服。

子　气

天仙藤散

治怀孕妇人足肿，喘满妨食等证。

正嫩乌药打碎　广皮　香附姜汁炒　紫苏　木瓜　天仙藤各二钱，即青木香　甘草五分

引加灯心一钱，水煎温服。服后若小便利，气脉通，肿渐消，即止。

子痫风

羚羊育神汤

治妊娠妇人内有痰热，外受风寒，以致抽缩搐搦，口眼㖞斜，牙关紧闭，痰塞不利，不省人事，或看人只半个，或不见物，名曰子痫风，以羚羊汤。

羚羊角尖，镑为末　茯神　杏仁各一钱，去皮尖研　酸枣仁炒，研　当归　薏米各一钱半，炒黄色　独活　川芎　五加皮　防风各八分　广木香研末，另入煎内　粉草各四分

引加生姜二钱，水煎温服。如服前方不效，以清心牛黄丸，姜汤下一丸。

胎　漏

安胎和气饮

真阿胶珠　当归　白术土炒　南香附各二钱，醋炒　大熟地三钱　拣芍酒炒　条芩各一钱半，酒炒　缩砂一钱，去皮，炒研　川芎八分　蕲艾一钱，醋炒

引加糯米一撮，水煎温服。

胎产金丹

此方治妇人胎动、胎漏，胎前产后一切诸疾，能治五劳七伤，诸虚百损，能调经止带，安胎种子，保命护身，妙不尽述。家有孕妇，宜早备之。

当归酒洗　丹皮酒炒　人参　白薇人乳拌　蕲艾醋炒　延胡　白苓　川芎　川藁本　益母草用上半截　云白术土炒　青蒿　赤石脂各二两，煅　大生地四两，酒洗　九齿鳖甲四两，酥炙，去边　粉草二两半　沉香五钱，落水者佳　香附四两，姜、盐、酒、醋四制　桂心一两半　没药一两二钱　五味子一两，去梗

以上诸药共合一处，惟人参、沉香、艾叶、青蒿、益母草此五味另研，再将肥大新鲜紫河车一具，盛竹筐内，放长流水浸半日，用银簪挑去血丝，洗净。再用黄柏四两，入铅球内，将黄柏放入河车下，用白酒浸至铅球八分满，上用铅盖盖之，以锡滴铅球口，将球悬于锅，露顶寸许，煮至酒干，添水再煮二日二夜，以烂为度，取出，共捣入群药内，晾干为末，炼白蜜为丸，三钱重，朱砂为衣，蜡皮封固。每服一丸，对证各照

引下：

胎漏、胎动下血者，四物汤六钱，煎汤送下。方见中风门。

惯产胎滑者，每月服十五丸，用米饮下，其胎自安。

无子者，行经后用当归三钱，川芎一钱，煎汤服十五丸，交合必孕。

平常虚弱者，用老米米汤服半丸。

临产，以老东酒服一丸。如不饮者，米汤送下。

血晕者，用当归三钱，川芎、荆芥穗炒各一钱，煎汤送下一丸。

产毕，即以童便、东酒温服一丸，令妇少病。

产后下血，过十二日后不止者，即同崩漏调治，用童便、东酒送下一丸。

儿枕作痛，用赤砂糖、山楂各三钱，煎汤送下一丸。

外感风寒，以致惊风者，以防风一钱，煎汤送下一丸。

胞衣不下，用炮姜一钱，煎汤送下一丸。

千金保孕膏

归身酒洗　条芩酒洗　益母草叶各一两　大生地半斤　续断六两　白术土炒，六钱　拣白芍酒炒，五钱　广木香二钱　肉苁蓉洗去鳞甲　炙黄芪各五钱　甘草三钱

上用净香油二斤，浸七日，熬成膏，加白蜡一两，再熬二三沸，入飞净黄丹一斤，再熬成膏，入煅过白龙骨为细末一两，搅匀，埋土内。如用时，将细布一块，摊碗大一钱厚，贴孕妇丹田穴，二十四日一换，须在受胎之后为始，贴至八个月为止。凡惯产之妇，内服胎产金丹，外贴此膏，再无堕胎之患，屡试屡验，惟切忌房劳。

便产神方

当归一钱半　川芎一钱三分　厚朴七分，姜汁炒　枳壳六分，麸炒　菟丝子二钱，酒洗，炒研打碎　蕲艾五分　川羌活五分　贝母一钱，去心研　荆芥八分　炙黄芪七分　白芍一钱二分，酒炒　甘草五分

胎至九个月服一剂，临产时再服一剂，易于分娩，可以杜绝血晕、阴脱[1]、无乳、血块等证。

催生如神散

百草霜即乡间所烧各样草，烟洞所积轻虚者是　白芷各等分，不见火

共为细末，每服三钱，以童便、米醋调如膏，滚白水调服，或童便、东酒亦可。如不见功，须再服之。立斋薛氏曰：此药大能固血，可免血干及横生逆产，其功甚大。

临产诸病[2]

临产保生要言

天地之大德曰：生生之德，无往不在。要之，莫大于生人。胎产，固生人之始也，是以名之曰生。生也者，天地自然之理，如目视而耳听，手持而足行，至平至易，不待勉强而无难者也。然今之世，往往以难产闻者，得无以人事之失，而损其天年耶，夫天岂以生道杀人哉？必不然矣。因思人为至灵，何有于物物之生也，莫或难之，故草木之甲以时，凫鸡之出以日，岂复有导之者哉？自然而然，不待勉强，于人何独不然？所以气足者动，形满者成，形完气足，自然遂生，不待催生用药者也。故

---

① 阴脱：妇人阴疮病，以阴户开而不闭，痒痛出水为主要表现特征。

② 临产诸病：此标题原无，据底本目录补。

临产有六字真言，一曰睡，二曰忍痛，三曰慢临盆。但凡初觉腹痛，先自家拿稳主意，要晓得此是人生必有之理，极容易之事，不必惊慌，但看疼一阵，不了又疼一阵，一连五七阵，渐疼渐紧，再加眼中有金花火星爆溅，胸前陷下，腰腹酸坠，疼痛异常，大小便俱急，浆破血流，中冲脉动急中冲脉在中指中节，此是要生，方可临盆坐草①。若疼得慢而无前证者，则是试疼，非正产也，只管安眠稳食，不可乱动，此处极要着意留心，乃是第一关头，不可忽略。若认作正产，胡乱临盆，则错到底矣。

此时，第一要忍疼为主，照常吃饭、睡觉，疼得既熟，自然易生，千万不可临盆坐草揉腰擦肚，左右摆摇，或稳婆②手入产门探摸，多至损伤。须知此处要自家做主，他人替不得，与自家性命相关，与别人毫无干涉。或曰疼极难忍，譬如私产，怕人知觉，忍疼至极，则易生矣。若到此时，必要养神惜力为主，能上床安睡，闭目养神最好。若不能睡，暂时起来，扶人缓行，或扶桌站立片时，疼若稍缓，又上床睡。总以睡为第一妙法，但以仰睡，使腹中宽舒，小儿易于转动，且大人睡下，小儿亦是睡下，转身更不费力。盖大人惜力，小儿亦惜力，以待临产时之用，切记切记。

无论迟早，切不可轻易临盆坐草用力，切不可听信稳婆说孩儿头在此，以致临盆早了，尽误大事，此乃天地自然之理。若到其时，小儿自会钻出，何须着急？瓜熟蒂落，水到河成，自然之理。临产之时，浑身骨节一时俱开，不假勉强。及至生下，即产母亦不知其所以然矣。或曰：大便时亦须用力，如何

---

① 坐草：临产之别称。因古代产妇临产时，或坐于草蓐上分娩而得名。
② 稳婆：旧时民间以替产妇接生为业的人。

生产不用力？曰：不知大便及到肛门，用力才出，未到肛门，用尽气力亦不能出。小儿自会转动，必要待其自转，不但不必用力，正切忌用力。盖小儿端坐腹中，及至生时，垂头转身向下，腹中窄狭，听其自家慢慢转身，及到产门，头向下脚向上，倒悬而出。若小儿未曾转身，用力一逼，转身到手则手先出，转身到足则足先出。此等弊病，皆由时候未到，妄自用力之故。奉劝世人，万万不可早用力，然亦非全不用力，但当用力之时，只有一盏茶时耳，其余皆不可乱动也。倘或曲腰遮闭，儿力已乏不能出者，亦令产母安睡，使小儿在腹中亦安睡，歇力少刻，自然生矣。

或曰：倘或儿到产门，而大人睡下，岂不有碍？曰：更好。盖小儿转下，其身倒悬，岂能久待？大人睡下，儿亦睡下，有何妨碍。又曰：倘或闷坏奈何？曰：他在腹中十个月不闷，今乃闷乎？

或曰：不宜用力已闻教矣，不知先误用力，以致横生倒产，有法治之否？曰：急令安睡，用大剂加味芎归汤服之。将手足缓缓托入，再睡一夜，自然生矣。

又曰：托之不入奈何？曰：若肯睡，再无托不入之理。若到此时，仍不许他睡，又或动手动脚，乱吃方药，吾未知何也已矣。

或问：临时有经验之药，亦可用否？曰：不用。从前奇方，莫过鼠肾、兔脑丸；今时盛行，莫过回生丹。非谓不效而不用也，总之用之不着耳。既不用力，又不动手，又有睡法佐之，他自会生，何须用药？纵有不顺，睡为上策。或问：服药有益无损否？曰：安得无损？鼠、兔二丸大耗气而兼损血，回生丹大破血而兼损气。必不得已，前产证悉备，儿不得出，产母壮实，暂用一丸，开关破血。虚弱之妇，一概禁用。

或问：总无可用之药乎？曰：有。只须加味芎归汤、佛手散二方，用之不尽。盖胎产时，全要血足。血一足，如舟之得水，何患不行？惟恐产母血少，又或胞浆早破，以致干涩，故令难产。今大用芎归，使宿血顿去，新血骤生，且使身体强壮，产后无病，有益无损，真圣药也。

或问：依此言，世间总无难产者？曰：偶亦有之。或因产母太虚，胎养不足，血气不充，或母病伤寒热病伤胎，或因夫妇同房太多，以致欲火伤胎，或平日过食椒姜、煎炒热物，火毒伤胎，或跌扑损伤，皆令难产，多致胎死腹中。除此之外，再无难产之患。

凡生产艰难，或天寒，孩儿生下不哭，或已死者，急用衣物包裹，再用香油纸捻将脐带慢慢烧断，令暖气入腹，渐渐作声而活。倘或先剪断脐带，则死矣。或问：临产饮食如何？曰：此时心内忧疑，腹中疼痛，甚至精神疲倦，口失滋味，全要好饮食调理，但不可过于肥腻耳。倘不能食，只将肚肺鸡鸭汤吹出浮油，频频饮之，以助精神。

或问：试痛何故？曰：儿到七八个月，手足五官全备，已能动弹，或母腹中有火，或起居不时，令儿不安，以致大动而痛。此等胎孕，十人有五，不足为惊，只宜照常饮食、安眠，一二日自然安静。或疼之不止，用安胎药一二剂自止。或过一个月半个月方产，此是试痛。稳婆不知，轻易临盆，终日坐立，不令睡倒，或服打胎药，生生将儿取出。子则九死一生，母则十胎九夭，惨不可言。世间难产，皆此故也。盖胎养不足，气血不全，如破卵出雏，列茧出蛹，宁可活乎？只说小儿难养，谁复根究到此？又有伤食、感寒腹痛，与试痛不同。伤食腹痛者，必兼懒食呕吐等证。感寒作痛者，必兼头疼、发热、恶寒等证，宜详辨之。

孕已知觉，即宜用布一幅，宽六七寸，横束腰间，要缠两道，直至临盆，方许解去。得此则腰背有力，些许闪剉①，不致动胎。常令腹中窄狭，及到临盆解开，则腹中乍宽，转身容易。

加味芎归汤

此方百试百验，万用万灵，真神方也。

全当归一两　川芎七钱　龟板手大一块，醋炙，研末　妇人头发如鸡蛋大一团，用碱水洗净，以清水再洗，晒干，瓦上烧黑

水二碗，煎一碗，温服。如人行五里即生，死胎亦下。立斋薛氏曰：交骨不开者，阴气虚也，用此方如神。

佛手散

治有孕六七个月后，因事跌磕伤胎，或子死腹中，疼痛不已，口禁②昏闷，心腹胀满，血上冲心。服之生胎即安，死胎即下。又治横生倒产，逐瘀血，生新血，能除诸病。

当归五钱　川芎三钱

水二钟，东酒半钟，同煎七分，温服。如横生倒产，子死腹中者，加黑豆一合，炒焦熟，乘热淬入水中，加童便一半煎服，少刻再服。

佛手开骨散

治临产交骨不开，或气血虚弱，腹痛而无生阵者，服此药

---

① 剉：摧折。后作“挫”。《说文·刀部》：“剉，折伤也。”

② 口禁：指牙关紧闭。禁通“噤”。前蜀杜光庭《墉城集仙录·徐仙姑》：“诸僧一夕皆僵立尸坐，若被拘缚，口禁不能言。”

即能助力，母子有益。

人参五钱。力不及，或三钱　当归三钱　川芎二钱　益母草五钱

水煎，临服入鸡子清一枚，搅匀，通口温服。乌鸡子更妙。

登庸刘氏曰：不为良相，必作明医。盖言济人利物，与调元燮理同一功也。然而卢扁[①]难逢，缓和[②]不再，是以仁人君子每获一方试用奇效，必珍录广布，其一片婆心，得夫杏林橘井[③]之遗意，况通章大要者乎？予每痛恨不得妇科之要旨全其生命，偶于友人天生金公斋头获得是书，开卷披阅，寝食俱忘，见其约规中矩，审慎周详，或防之于未虞，或治之于已然，自受胎之初，成胎之后，临产既产，安澜调摄，综核其理，分析其条，保固养元，纤悉毕具，必使危者安而难者易，保产妇兼保婴儿。一段至理，真乃女科之玉律，保孕之金章，诚生死之窾端，实性命之关系，俾有补于造化之不逮，符合太和之气者也。

保产总论

生产一事，造化自然之理。本古今常事，人人认为难事。时至自生，不必忧疑，而人人抱乎忧疑，总由此理之未明也。造化原不令人难生，人多不晓，以致失调，因而难生；造化原不令人逆生，人多慌忙逼迫，因而逆生。难逆两端，关系性命。倘平时不知讲究，则临产必至[④]误事。至于稳婆，于产时不可

---

① 卢扁：战国时名医扁鹊。因其家住卢国，是以人称“卢扁”。

② 缓和：指医缓、医和，春秋时秦国良医。

③ 杏林橘井：“虎守杏林”和“龙蟠橘井”的略语。前者事见晋葛洪《神仙传》，后者事见汉刘向《列仙传》。

④ 至：导致。

不用，亦不可专意听信倚靠。盖此辈无书传，无师授，此理全然不知，多执己意，胡作乱为，误人性命多矣。凡为夫君者，宜平时家中谈讲，令妇习闻，有孕知调摄，临产有主张、不惧怕，详谕稳婆，自无难产之患。以受胎后论，即不能如古人胎教，凡可禁忌者，亦宜省悟。以临产时论，胎至十个月足，形充气壮，手足必动，子动则母腹必痛，痛急则胎衣必破，子自出胞衣而来。苟不忍耐顺时，见其腹痛半日、一日不产，即谓难产，不知是胞衣未破，子未出胞衣，自然不快。人多不晓，催其速生，一催之间，因多误事。故临产切不可慌张，即二三日亦不妨，须要忍痛，安心任其自然分娩。譬之诸畜，何尝用收生婆及催生药，并无难产之患。可见安心静待，时至自生，确确乎真有定见。

难产七因

因安逸太过。盖妇人怀胎，血以养之，气以护之，宜时常行动，令气血周流，胎胞活动。若久坐久卧，血凝气滞则难产。尝见田家劳苦之妇，其产甚易可证也。

因奉养太过。胎之肥瘦，气通于母，恣食厚味，以致胎肥，故令难产。尝见糟糠之妇，容易生产可证也。故产母调摄，须以白饭香蔬，略用肉食为妙。

因淫欲。古时妇人有孕，即居侧室，不共夫寝，若有孕而犯之，导泄母阴，三月以前，常致动胎小产；三月以后犯之，一则胎衣太厚而难产，再子身多白浊物而不寿，三则子出胎即多疮毒，出痘多细秘难起，以致夭亡，皆由父母欲火所结，良可悲也。

因忧疑。今人不讲生产之理，或问祸福于鬼神，祷求于筮卜①，或闻里中有产厄者，孕妇疑则惧，惧则气怯，故亦难产。

因软怯。如少妇初产，神气怯弱，子户未舒②，腰曲不伸，展转倾侧，儿不得出。又，中年妇人生育既多，气血虚损，产甚艰难，须胎前服补气养血之药，调理康健，则临产无虞。

因仓惶。将产之际，有等愚蠢稳婆不审正产与转胎，但见腹痛，遂令努力催生，产妇听从，以致横生、倒生，母子两伤。

因虚乏。临产用力太早，及儿欲出，母力已乏，停住艰难，服人参接力即产。

凡妇人临产，自有时候，不可妄用催生等药。五行论命，时辰要紧。一生穷通寿夭，皆在时辰，胎产岂可妄催乎？必待腰间重痛，脐腹酸坠异常，眼中如火，谷道挺迸，浆破血流，中冲脉动极中冲脉在中指中节。此时子已出胎，产母方可用力，庶不误事，或服催生药亦可。如数证未到，即一日半日不产，切不可老少惊惶，求神问卜，恐产妇见之，必生忧疑。一有忧虑，自然胆怯气衰，饮食少进，多致难产。大概思食则食，当睡则睡，当行则行，当坐则坐，不可悯其痛苦，急欲离身，强之用力，用力太早，关系母子性命，可不畏哉！

临产十四要

稳婆逼迫有二，有不知时候，唯恐后时者；有急完此家，复往彼家者，极误大事。

未产前几个时辰，子亦要出产户，才转身至手，被母用力

---

① 筮（shì是）卜：以蓍草占卜吉凶之术。

② 舒：开启。

一逼，即手先出，转身至脚，母力一逼，即脚先出。横生倒生，皆因错于用力。其实无先出手足之理，稳婆不可令产妇妄乱用力要紧。

将产最戒曲身眠卧。盖产母畏疼，多不肯直身行动，以致胎元转动不顺，儿将到产门，被母曲腰遮闭，再转又再闭，则子必无力而不能动，决是难产。稳婆见其不动，则谓胎死。其实因无力，非死也。此时任有良方妙药，不能令子有力而动，只要产母心安气合，渐渐调理，可保无虞矣。

又有胞水已下，子忽不动，停一二日或三五日者，调治之外，切戒惊恐、忧虑、躁暴。盖惊则神散，忧则气结，躁暴则气不顺，血必妄行，多致昏闷。知此调摄，自然无患。

交骨不开，由元气素弱，胎前失于调理，以致血气不能运达而然也。宜用保生汤加全龟壳一个，烧存性为末，调煎药内服，立验。如饥者，当忍痛进食，方有气力，易于生产。

保生汤

人参　归身　川牛膝各二钱　淮生地三钱　川芎一钱半

水煎温服。

将产错用努力，有手先出，名曰横生，有足先出，名曰倒生。手先出者，为之觅盐生。盖盐主收敛、紧缩，且螫人疼，儿手得盐，且痛且缩，自然转身生下。如手先出者，急令产母仰卧，略以盐半分，涂儿手心，仍以香油抹之，轻轻送入，推上扶正，直待儿身转头正，然后服保生汤方见前，以助精力。如涂盐仍不入者，以绣花针刺儿手心，以盐涂之，儿即抽入。

如渴，以白蜜半小杯、香油半小杯，入滚水多半杯化开，零碎饮之，可以润燥滑胎，令其易产。审是儿欲来，方扶挟起身，用力一送，儿即生矣。足先出者，亦如上法治之。

手足先出之患，其始也因稳婆不知时候，误叫用力；其既也稳婆无主张，任其出而不知治法，反叫用力，而致伤命。今后但见儿手足略有出意，即令产母仰卧，轻轻送入，莫令多出，少则易入，时未久则易入。如出久，则手足青硬，而子必伤，难以扶入。且手足出，非药可入，又且不可听信凶妇，用刀断儿手足，手足一断，则必腹中乱搅，母子两伤矣。

产母危急时，当看面舌。面青母伤，舌青子伤，面舌俱赤，母子无恙，面舌俱青，母子不保。

凡产时子死腹中，多因惊动太早，其血先下，胎干涸而然耳，当服药下之。即不服药，不可慌张逼迫，亦迟迟生下而不伤母。盖人腹中极热，食物入内俱化。其胎虽死，人不忙迫，产母安心饮食，腹内热气熏蒸，胎自柔软腐化，或一二日，或三五日，自然生下。但所出秽气，令人难闻，可见死胎尚不用力，况活胎乎？屡见凶恶稳婆轻易动刀，并伤两命，至死腹中，是谁之过欤？但服回生丹方见后，不过三丸，酒服立下，产母无恙。若下时无此药，以平胃散一两，入朴硝五钱，煎五七沸，温服，其胎即化为水而出。

见有怪胎，人不惊慌，亦自然生下。但稳婆有见识者，勿令产母知更妙。

产时门户俱正，儿已露顶而不下，此因儿转身，脐带绊其肩也，名曰碍产。治法：令母仰卧，轻轻推儿向上，以手指轻按其肩，去其脐带，候儿顺正，扶挟起身，用力送下。又有生路未开，被母用力一逼，令儿偏柱左右，腿绊儿项，在产户不下，但云儿已露顶，非顶也，乃额角也，名曰偏产。治法：亦令产母仰卧，轻轻推儿，近上审是偏左偏右，以手扶其头顶端正，用力送下。又有头之后骨偏柱谷道，儿乃露额，名曰枨后。

治法：于谷道外旁，轻轻推儿头令正，然后用力送下，或用膝头令产母抵柱亦可。此三产之难，皆母曲腰坐卧，用力太早致之。三手法必历练有分晓者，不可视为轻易。

儿出户时，人即以两手轻抱产母胸前，产母亦自以两手紧抱肚脐，令胎衣下坠。如胎衣来迟，可服回生丹一丸，豆淋酒下方见下。不效，再服一二丸，用红花二钱，煎汤合酒送下，必效。

若血流入衣中，为血所胀，故不得下。治之稍缓，胀满腹中，上冲心胸，疼痛喘急者难治，宜回生丹服之最妙。血不下者，再服一二丸必下。如无回生丹，用草纸烧烟熏产妇鼻，令气内纳即下。或以蓖麻子仁四十九粒，捣烂涂右脚心，血下即洗去，迟则有害。或就以产母头发入口作呕，胎衣自出。又有用黑牛粪略焙带润，以布裹之，束于腹上即下。

盘肠生，未产肠先出。其治法：急将净盆盛温水，寒天则热水，少入香油养润，待儿并胞衣下时，产母略仰卧，自已吸气上升，稳婆香油涂手，徐徐送入。又法，以蓖麻子仁四十九粒，去皮捣烂，涂产母头顶，肠收上，急洗去。又法，肠出，盛以净器，浓煎黄芪汤浸之，肠即上。此法最佳，惟服大剂补中益气汤更妙。又法，以磁石煎汤服之，即收上。磁石须阴阳家用过有验者。又有儿并胎衣下后，膀胱壅出产户者，同前法送入。此皆用力太早之故。送入后，宜服安内脏药，早宜左归汤方见经病门，晚如益气汤之类是也方见气门。

闷脐生者，儿粪门有一膜闭住儿气，故不能出声。以手微拍之，则膜破而能哭矣。如拍之犹未破，须用女人轻巧者，以银簪脚轻轻挑破，甚便。如不能挑，急用暖衣紧包，勿令散放。以热水浸其胞衣，寒天则加火热之，久则热气内鼓，其膜自破，出声而苏。

儿生三日，相传洗三。如冬寒，切不可洗，恐洗时风入于脐中，脐风由此而起。即出生亦戒浴，保全真元，实在于此。

回生至宝丹附方论

集庵柯式曰：回生丹，实保产之仙方。临产服一丸，坦然快利。胎死腹中者，酒下一丸，立刻即下，产中艰难诸证，无不立效。

锦纹大黄一斤，为末　苏木三两，打碎，河水五碗，煎汁三碗，听用　大黑豆三升，水浸取壳，用绢袋盛壳，同豆煮熟，去豆不用，将壳晒干，其汁留用　红花三两，炒黄色，入老东酒四碗，煎三五滚去渣，存汁听用　陈米醋九斤

将大黄末一斤入净锅内，下米醋三斤，文火熬之，以长大箸不住手搅成膏，再加醋三斤熬之，又加醋三斤，次第加毕，然后下黑豆汁三碗再熬，次下苏木汁，次下红花汁，熬成大黄膏，入瓦盆盛之，大黄锅粑亦铲下，入后药内同磨。

人参二两　当归酒洗　川芎酒洗　香附醋炒　玄胡索醋炒　苍术米泔水浸，炒 蒲黄隔纸炒　正白苓　桃仁各一两，去皮尖、油　川牛膝酒洗　炙甘草　地榆头酒炒　川羌活　广橘红　拣白芍各五钱，酒炒　木瓜　青皮　秋葵子各三钱　乳香　没药各二钱　益母草二两　木香　白术土炒　良姜各四钱　正嫩乌药二两半，去皮　马鞭草五钱　三棱醋浸透，纸裹煨，五钱　五灵脂酒浸蒸烂，晒干醋炒，五钱　大熟地一两，酒蒸熟　山茱萸五钱，酒浸，蒸烂晒干

上共三十味，并前黑豆壳晒干为末，入石臼内，下大黄膏拌匀，再下炼蜜一斤，共捣千杵，取起为丸，每丸重二钱八分，静室阴干，须二十余日，不可日晒，不可火烘，干后只重二钱。有零蜡皮封固更妙。

临产，用人参一钱，或五七分亦可，煎汤服一丸，则分娩全不费力。如无人参，用淡盐汤亦可。有因气血虚损难产者，当多用人参则易产。

凡胎已成，子食母血足，自积瘀血成块，谓之儿枕。将产，儿枕先破，血裹其子，故难产。但服此丹，黄酒送下，逐去败血，须臾自生。横生、逆产同治。

子死腹中，因产母染伤寒、温病、热病所致。用车前子一钱，煎汤调服一丸，或用二三丸，无有不下。若因血下太早，子死，用人参、车前子各一钱，煎汤服。如无人参，用陈老东酒少许，煎车前子汤服之。

胞衣不下，用炒盐少许，泡汤调服一丸或二三丸即下。

产毕血晕，用薄荷汤调服一丸即苏。

产后三日，起止不得，眼见黑花眩晕，以滚水调服一丸即愈。

以上数条，乃临产紧要关头，一时即有明医，措手不及。起死回生，此丹务须先备。

产后七日，血气未定，因食硬物，与血结聚腹中，以致口干、心闷、烦渴，用滚水调服一丸即愈。

产后虚羸，血入心肺，或热入脾胃，寒热似疟，实非疟也，用滚白水调服一丸即愈。

产后败血走注，五脏转满，四肢停留，化为浮肿，渴而四肢觉寒，乃血肿，非水肿也，用滚水调服一丸即愈。

产后败血冲心，包络热极，以致心中烦躁，言语癫狂，非风邪也，宜滚水服此丹一丸即愈。

产后败血流入心孔，闭塞失音，用干菊花三分、桔梗二分，煎汤调服一丸。

产后未满月，误食酸寒坚硬之物，与血相搏，流入大肠，不能克化，泄痢脓血，用山楂二钱，煎汤调下一丸。

生产时百节开张，血入经络，停留日久，遍身酸疼，非瘟证也，用苏梗三分，煎汤调服一丸即愈。

产后月中，饮食不得应时，或怒气冲击，余血流入小肠，闭塞水道，以致小便结涩，溺血似鸡肝，用木通四分，煎汤调下一丸。

产后瘀血流入大肠，闭却肛门，以致大便涩难，有瘀血成块如鸡肝者，用广皮三分，煎汤调服此丹一丸，至多三丸即效。

产后恶露未净，饮食寒热不得调和，以致崩漏，形如肝色，潮热烦闷，背膊拘急，用土炒白术三分、广皮二分，煎汤调服一丸。

产后血停于脾胃，胀满呕吐，非翻胃也，用陈皮、半夏各一钱，煎汤化服一丸。

产后败血入五脏六腑，并行肌肤四肢，面黄口干，鼻中流血，遍身班点，危证也，用东酒化服一丸或二三丸可愈。

产后小便涩，大便闭，乍寒乍热，如醉如痴，用滚白水调服一丸立愈。

产后头疼身热，无汗恶寒，此为伤寒，加麻黄末三分，葱白、老酒炖化一丸，出汗即愈。

产后头疼身热，有汗，谓之伤风，加桂枝三分，温酒化服一丸。

产后无乳，加天花粉、归身、穿山甲土炒各三分，为末，同入酒内炖化温服，将乳揉千余转，其乳涌出。

以上十六条，皆产后败血之为害也，故此丹最有奇功。至产后一切怪异之证，医所不识，人所未经，但服此丹，无不立安。如无引药，俱用黄酒化服。如无黄酒，即滚水亦可。若病危急者，一丸未愈，不妨连进二三丸，必效无疑。

如胎前常服此丹，能壮气养血，滋阴顺产，调和脏腑，平理阴阳。如妇人无子者，久服极易受胎。月水不调、经闭等证，服之甚效。真女科之圣药，救急之奇珍也，珍之重之！

仙传此方缘由附求嗣说①

柯公曰：先祖礼部主事节庵公未遇时，祖母朱安人艰于产，每产有性命之忧，久之不得已。为堕胎计，从老医郑君乞煎剂投之，若无所投者，再投之，亦弗为动，将三焉。郑闻而惊曰：吾此剂无虚发者，今至再而无害，必贵胎也，亟安之。是时予家于邑之南新渎村，暇时偶独步村西，见一道者，持筐坐塘泾桥下，公心异之，就而与谈，洒然有物外之致，因请教曰：筐内何物？答曰：回生丹。予曰：所治何病？答曰：妇科胎前、产后、崩漏要药。曰：如此妙药，仙长肯赐予否？道者笑而授之，曰：药只一丸，连方并送，他日用之，自然神效。效后依方自制，但不可轻示人耳。公出金为酬，道者笑而却之。归视其方平平，未深信也。及产，服其丸立应，是生吾世父②矫亭公，官翰林学士。越四年复孕，即自制服之，效如前时。成化甲午九月初十日，是生吾父改亭公，官督学御史。投之无不奇验，然后知往日所遇者仙也，而其方仙方也，始珍藏之。因暇日，庄诵《太上感应篇③》见一善即有思齐心，见一恶即有内省心，以至济人之急，救人之危二语，豁然有悟，而以此方刻

---

① 附求嗣说：原作“并述”，据底本目录改。

② 世父：大伯父。后用为伯父的通称。

③ 太上感应篇：道教的经典著作，旨在劝善。太上，即太上老君，原名李耳，又称老子，著有《道德经》。

而公之，以附于济急救危之义。盖生育虽同，调理各异，调理得法，母子俱安，调理失宜，性命难保。故回生丹一方，真有起死回生之功，保产全生之妙，救急诸方，莫过于此，千试千应，万用万灵。凡我同志，虔心修合，普济众人，共行方便，慎勿轻视为寻常之药，而易忽之也。

善恒何氏曰：予四十乏嗣，遍觅诸方，罔有效者。偶获柯公回生丹，一段因果，予随发愿施舍此书一千本，回生丹三千丸，更逢人说效劝人。举行数年，已得一子，貌甚清奇，得非造物之好还也。余不敢讳，述诸篇末，愿同病者勿外他求也。

产后诸病[①]辨治方药大略

至哉坤元，万物资生，理之常也。凡妇产后，或去血过多，或恶露行少，或外感六淫，内伤七情，饮食劳倦，房劳内伤，皆能为病，或至伤生，可不慎哉！凡未治其病，先诊其脉，洪疾不调者死，沉微附骨不绝者生。又脉沉小而滑者生，实大坚弦者死。调理之法，不拘有病无病，宜童便、东酒温饮半杯，日饮三次亦可。至于去血过多，眩晕、心慌、发热等证，宜参术补气汤。如难产，因感风寒而发晕者，宜荆芥穗炒为末，每服二钱，豆淋酒下方见十八问，见汗即愈。如恶露不行者，宜芎归益母汤。如内伤饮食者，宜清胃消食饮。至于胎前产后，救急全生，莫妙于观音普济丹，诚敬服之，无有不灵。若有瘀血者，宜回生至宝丹方见胎前门。气血俱虚者，又当以胎产金丹。此三方者，实女科救急神方，保生秘药。灵验仙方，莫过于此。

---

① 诸病：此二字原脱，据底本目录补。

医者随身常带，救济苍生，阴骘①莫大焉。

参术补气汤

人参　炮姜　炙草各一钱　炙黄芪三钱　白术二钱，土炒　当归头一钱半

引加胶枣肉二枚，水煎，早午晚温服。

芎归益母汤

归尾二钱　益母草三钱　川芎　豆红花　苏木　熟军各一钱　桃仁泥一钱半　香附二钱，酒炒

水酒各半，煎服。

清胃消食饮

苍术炒　陈皮　厚朴姜炒　正槟榔打碎　枳实各钱半　山楂　神曲各二钱，炒　香附三钱，姜汁炒　甘草五分

引加生姜一钱，水煎温服。

如胃疼，大便结燥者，加生军二钱。

如呕吐者，加半夏、藿香各一钱。

观音普济丹

一名乌金丹，一名顺生丹

此方得之异传，万发万中，能治胎前产后三十四证，效验多人，秘之宝之。如用三五丸不效者，难治。

真百草霜三两　明透天麻　飞罗面各二两　没药一两五钱　徽墨须上好的，磨浓汁，调和为丸，分作四百九十丸，按后引用

一问胎死腹中者何也？曰：因母热病六七日，脏腑热极，

① 阴骘（zhì至）：原指默默地使安定。后引申为默默行善的德行，亦作“阴德”“阴功”。

蒸煮其胎，故胎死腹中。胎既死，小便必冷，不居子宫，随坠脐下，四肢暴冷，指甲青黑，口吐白沫。用榆白皮三钱，煎汤调蝉蜕、蚕茧各五枚烧存性为末，送此一二丸，其死胎立下。

二问产难者何也？曰：小儿已成形，母血有余，积结成块，俗呼儿枕。临产之日，败血先破，塞其产门，故此难产。速服此丸，散其败血，须臾自产。用引同前第一问，凡横生、逆产、倒产，皆用此引一丸至三丸。

三问胎衣不下者何也？曰：子母分离，败血流入衣胞，腹满难下。急用此丸，以童便煎榆白皮、红花各一钱五分，煎汤研化一丸或二丸，败血自下。

四问产后口干心烦、发热作渴者何也？曰：因产后虚弱，血气未定，或因食热面，积聚在胃。用红花一钱，煎汤服一丸。

五问产后骨节腰腿疼痛者何也？曰：因产时百节解张，血脉流动乱行，走入四肢，凝滞日久，故成此证。用铜秤锤淬东酒，热服一丸即愈。

六问产后绕脐作雷鸣之声、疼痛下痢者何也？曰：因未满月，食生冷，饮凉水，与血相搏，流入大肠，故成此病。用白萝卜五钱，桃仁七个去皮尖，研如泥，古铜钱一文，煎汤送下一丸。

如泄泻者，用木通一钱，煎汤送下一丸。

七问产后黄瘦、四肢沉重、头疼者何也？曰：因气血未足，饮食失节，故有此证。用当归、荆芥穗、槐角子、皂角刺、红花各五分，煎汤送下一丸。

八问产后心腹痞闷作痛者何也？曰：因满月之内食硬物、面食而成。用大茴香、红花各五分，煎汤送下一丸。

九问产后腹中作痛，或少腹疼，时止时疼者何也？曰：因未满月，败血未尽，即行房事，及食生冷、荞面、葱蒜、果品之类，皆成此病。用红花一钱，煎汤送下一丸。

十问产后乍寒乍热者何也？因产后败血未尽，流入肝脾，故乍寒乍热，头疼口干，为上实下虚之证。用童便对①温水送下一丸。

十一问产后浮肿者何也？曰：因血流入肺脾，传入四肢，留滞日久，血化成水，故兼喘满，小便赤涩，烦渴发热。用瞿麦、萹蓄各一钱半，煎汤化下一丸。

十二问产后言语癫狂，或见鬼神者何也？曰：因产后血虚，随气上冲，以致心神不宁，或败血蒸热。用童便送下一丸即安。

十三问妊娠初产有难易者何也？曰：产时不可强用其力，立卧皆以平正身躯，不可番伏②展转，但许一二人扶持，平正端坐。生产毕，宜高枕端靠，被褥拥盖，勿使风入，勿食酸咸生冷，亦不可急怒悲哀。调理得法，自然易产而无病。如犯前病，用当归二钱煎汤，合童便、黄酒，服一丸。

十四问产后胀满、呕吐不止者何也？曰：因败血冲于脾胃，气不和顺，便成此病。用生姜、半夏各一钱，煎汤化下一丸即止。

十五问产后目闭不开，乍寒乍热者何也？曰：因产后气血大虚，因食热面，激成血块冲心，咳嗽，四肢寒热，心烦气闷，口干，腰腿作疼，睡梦多惊，浮肿无力，或月水不通，脐下疼痛，面黄腮赤。用甘草、木通各一钱，煎汤化下一丸。

---

① 对：搀和。

② 番伏：犹“反复”。番，轮流更替。伏，用同“复”。

十六问产后口干，鼻口黑气，及鼻衄者何也？曰：因经脉之海起于鼻，交额中，挟口环唇，下入人中左右，产后气散血消，故有此证。用桑白皮一钱，煎汤化下一丸。

十七问产后遍身疼，生瘕者何也？曰：因败血走入腹中，流于子宫，散于四肢，致成瘕证。用半夏、生姜各一钱，煎汤化下一丸。

十八问产后中风发搐者何也？曰：因五六日间用力、下床，或伤气血，或忧怒伤肺，得病之初，眼涩口禁，肌肉瞤动，以致腰背筋骨强直。用豆淋酒研化一丸，温服。

豆淋酒法

用黑豆一大合，砂锅炒熟，倾入东酒一钟，在内滚数滚，去豆不用，以酒下药。

十九问产后血崩者何也？曰：因满月之内，食酸辣、厚味、酒、面太过，或着气恼，以致头疼口干，心神恍惚，烦躁。用东酒化下一丸。

二十问孕妇六七个月，无故漏血者何也？曰：因怀妊时，食辛辣等物，结积成块，心腹胀满疼痛，多卧少起，负重伤胎。用四物汤加秦艽各一钱，煎汤化下一丸。四物汤方见中风门。

二十一问产后手足不遂、言语蹇涩者何也？曰：因体虚劳伤，骨节、七孔开张，风邪易入。用豆淋酒方见十八问研化一丸，温服。

二十二问产后脐下痛，及两脚疼者何也？曰：因聚血入于脏腑，或食生冷黏腻之物，偶着气恼，以致烦闷不安。用瞿麦一钱，煎汤送下一丸。

二十三问产后咬牙，冷颤不苏者何也？曰：因败血所致。用童便化下一丸。

二十四问产后腹胀，四肢沉重，逆冷无脉者何也？曰：因败血流入肠胃。用萹蓄一钱，煎汤送下一丸。

二十五问产后干血气黄肿者何也？曰：因未满月，忧怒哭泣，或食冷热物，与血相搏，积聚成块，日久不散，伤其正气，渐至黄肿，故令经脉不通，四肢无力，口苦舌干。用红花一钱，煎汤送下一丸。

二十六问产后寒颤，咳嗽吐脓，多汗，腰胯疼者何也？曰：因气血浮虚，流入经络，骨蒸腹胀，喉如鸡声。用桑白皮一钱，煎汤调下一丸。

二十七问产后心腹胀，胁骨痛而气喘者何也？曰：因败血未完，饮冷冲心，致成此疾。用醋煮蒲黄、红花、桑皮各一钱，煎汤调下一丸。

二十八问产后腹内有块作痛者何也？曰：因气血未定，或行房事，精混败血，食硬面冷物，结聚成块。用当归二钱，豆淋酒煎服方见十八问，忌酸物。另再用色线将药穿住，仍留线头穿在笔管内，送入阴户到疼处，其血水随线而出，其药入子宫，疼处是病，取管战战兢兢，似虚之状，出汗莫怕。

二十九问产后无子者何也？曰：气血未合，风寒暑湿乘虚入于经络，流入丹田，则月水涸，或多或少，或前或后，形如豆汁，或隔[1]月一至，或赤白带下，小腹疼痛，肌肉浮肿，面色不华，子宫久冷，因此无子。用乳香、当归、血竭各一钱，煎汤送下一丸，不过十丸全愈。

三十问室女自好食酸咸及泥土，成干血气者何也？曰：血虚也。以四物汤方见中风门送下一丸，不过十丸自愈。

三十一问妇人不思饮食者何也？曰：因脾虚不化谷食也。

---

① 隔：原作“膈”。形近之误，据文义改。

用四物汤研化一丸。

三十二问产后眼目昏黑倾倒者何也？曰：此证人皆不识，俱以风证治之，万无一存。用榆皮、红花各一钱煎汤，加童便一半，化服一丸，立时可救。凡说胎前、产后、平时，俱各可用此药，不必执着。

三十三问产后不语者何也？曰：因败血冲入心包络，故不语。急用童便化下一丸，不效再服一丸，必效。

三十四问凡妇人天癸已过，而忽行经者，何也？曰：此血虚有热，火夹血行。以条芩醋炒二钱煎汤，合童便、黄酒化下一丸，不过三丸即止。又治妇人崩漏带下，积年累月不愈者，不过三丸立止，神效。服药，用四物汤化下。方见中风门。

凡用此丸药者，必须意秉虔诚。来人取药者，令净手漱口，相符合药，诚敬之道。服药者，须沐浴起敬，叩首默念“救苦救难观世音菩萨”三遍，与此丸立名之义相合耳。合药之时，必须选日，择天德月德黄道除日，或端午疗病吉日，请善德老人八位，或十六岁以下童子亦可，俱要斋戒沐浴，择静地方无妇人鸡犬处，敬设香案，将此丸药供在桌上，向东礼拜，拜毕，中梁悬一络子，将药盛盘内络住，按八方站定，从乾地起顺滚三百八十四滚，上首坎方人默念“救苦救难观世音菩萨”三百八十四遍，顺滚到底，一昼夜为止，卯时起，卯时止，滚完仍向东设香案礼拜，如此诚敬，方有效验。

通脉汤

治产后乳少或无乳，皆效。

生黄芪一两　当归　白芷各五钱

用七孔猪蹄一对煮汤，吹去浮油，煎药一大碗，温服，覆面睡，即有乳。或未效，再一服，无有不通者。

治产后肉线方

妇人产后，设有肉线垂出，约长三四尺，触之痛引心腹欲绝者，系过于用力，或用力太久之故。用生姜三斤，连皮捣烂，麻油二斤，同姜拌匀炒干，先以熟绢四五尺，叠作长方式，将肉线轻轻盛起，盘曲作三团，纳入产户，以绢袋盛姜，就近熏之，冷即更换。熏一日一夜，肉线可缩一大半，二日可以尽入。切不可令肉线断，断则难治矣。

千金不易牡丹①方

治产后十三证。

当归三钱　川芎　生地各一钱半　泽兰叶　延胡索　香附醋炒　益母草各二钱

如感冒风寒，加防风、天麻各一钱；如血晕，加五灵脂醋炒、荆芥穗炒黑各一钱；三四朝②后，发热自汗，加炮姜炒黑、人参、黄芪炙各一钱；如心膈迷闷，加陈皮、枳壳、砂仁去皮，炒研各一钱；如血崩，加地榆头醋炒黑、山栀、丹皮炒各一钱；如咳嗽，加杏仁去皮尖，研、桑皮、桔梗各一钱；如瘀血不行，腹胀硬痛，加红花、枳实、桃仁泥各一钱；如饮食不进，加山楂炒、麦芽各一钱，神曲炒一钱半；如脾虚不能化食，因而胀满，加白术土炒、白茯苓、厚朴、陈皮、砂仁、枳壳③各一钱；如心神恍惚，加茯神、远志各一④钱；胎衣不下，加朴硝三钱。

水煎温服。

---

① 牡丹：此二字原脱，据《达生篇》卷下“千金不易牡丹方”补。
② 朝（zhāo 招）：日，天。
③ 枳壳：此二字原阙，据《达生篇》卷下“千金不易牡丹方”补。
④ 各一：此二字原阙，据《达生篇》卷下“千金不易牡丹方”补。

卷之四

小儿辨治方药大略

予论小儿之病，最为难治。凡惊疳、吐泻、腹痛、发热、痘疹、痧麻等证，关系安危，性命紧要。盖小儿之病，古名哑科，以其口不能言，舌不能辩，痛苦不自知，尽委于医。医者谨慎小心，尚恐难痊。近有粗浮之医，额脉一按，三关一看，即欲判死判生者，予则未敢然耶。仆自幼龄究心先圣至理，详审诸哲渊微，稍获糟粕，因以陈纲提领，不但后人用之真切应手，而且入目了然，匪敢遽以为慈幼之一助，聊以志予苦衷而已。至于真知确论，不离望、闻、问、切数者之间。望者，望其气色，青色惊风，红赤邪热，黄者食积，白者疳虫，黑者不治。第二听其声音清浊大小，哭声有泪无泪。第三问其起居，饮食寒热，二便利结，昼夜轻重。第四诊其脉息，平其浮沉迟数、滑涩大缓、有力无力。然后按其额脉，看其三关纹色，再看口舌有疮无疮、有胎无胎，闻其臭与不臭，摸其两腮肿与不肿，按其肚腹或热或温、痛与不痛、有块无块，观其囟门或凸或凹，按其手足或寒或热。口疮者，脾热。舌疮者，心火。舌胎干燥者，滞热；滑利者，虚热。口臭者，食积。腮肿者，肝经毒火，或为瘟毒。腹有块者，积聚。腹中痛者，有寒有热，有食有虫。囟凸者，欲动惊风。囟凹者，元气下陷。手心热者，心中热。手心寒者，腹中寒。上热下冷者，伤其食积。通身俱热者，即是伤寒。随其病因，处其方药，四围剔透，八面玲珑，表里脏腑，寒热虚实，如此分清，无有不通，病有不愈，疾有不疗者，未之有也。

［批］声轻喊□□，重浊□□多；高喊热狂盛，声急惊风得；无泪必腹痛，有泪惊风合；咽哑哭不响，妙药难起疴。喜冷定知心内热，好温乃属脏中寒。二便闭结邪热盛，滑利不食脾弱难。病发于昼阳气疾，夜作还须阴受煎。不拘男妇、大小，必先明其纲领，方好用药调治。纲领者，何八要是也。八要者，何表里、脏腑、寒热、虚实是也。表里分得清，脏腑辨得明，寒热审得实，虚实看得透，凡病之来，无所逃遁，又何须分大方脉、小儿科为二乎？此所谓道之根源也欤。

惊　风

当辨急慢，用药不同。

立斋薛氏曰：惊风名目甚多，总不离阴阳二证而已。阳证者，即是急惊风；阴证者，即是慢惊风。治急惊者，宜清热化痰，开窍通关之剂治之。慢惊者，无风可逐，无惊可疗，急宜补脾温中之药，多服渐愈。急惊易治，慢惊难医，谨将二证详细开列于后，以便观览焉。

急 惊 风

古谓之肠痫风。

娄氏曰：抽之有力者为急惊风，无力者为慢惊风。急惊之候，身热面赤，角弓反张，搐搦上视，牙关紧硬，口鼻中气热，痰涎壅盛，忽然而发，抽过容色如旧。有偶因惊吓而发者，有不因惊吓而发者，然多是身先有热，而后发惊搐，未有身凉而发者也，此阳证也。盖热盛生痰，痰盛生惊生风，宜用清热镇惊汤之类，以除其热而豁其痰，惊风自除矣。切不可用辛燥驱风等药，反助心火而为害矣。亦不可艾火灸之、灯火烧之，此阳证大不宜于火攻。曾见有用火攻而坏事者多矣，戒之戒之。此证虽急，若从容调治，服清凉之剂，自可平安。如妄用巴豆、轻粉之类，取祸最速。古谚曰急惊风慢慢医，斯言最当。

清热镇惊汤

治急惊风，热盛痰盛者效。

连翘去心蒂　柴胡　地骨皮　胆草　钓藤钩　山栀仁　川黄连酒炒，研　黄芩　麦冬去心　赤苓　木通　车前子　陈枳实各五分　甘草　薄荷叶各三分　南滑石一钱，飞净

五岁以上者，加倍用之。

引加清竹叶二十片，灯心三分，水煎温服。

加减[1]凉膈散

治热痰生风，大便燥结者用。

黄芩　连翘　山栀仁　枳实　前胡各五分　川大黄八分，酒洗　薄荷叶　甘草各三分

水煎温服，微利一二次，痰热自退。若已通利，则不必尽剂。五岁以上者，加倍用之。

宣风散

黑牵牛四两，半生半炒，取头末，二钱半　陈皮去白　正槟榔各五钱　甘草二钱半

共为细末。一岁以下服五分，二岁以上服七分，红蜜水调下，微利一二次为妙。

如抽风而牙关紧闭者，以擦牙散擦开，方好用药。

① 加减：此二字原无，据底本目录补。

擦牙散

半夏　甘草　全蝎　僵蚕各一钱　蜈蚣一条　麝香五分

共为末，临用时以盐梅一个，取肉，合药为丸，用手重擦遍牙上，口即开。

如抽风人事不省，急难得药，先以吹鼻散开关，然后用药。

吹鼻散

牙皂一钱，炙　细辛一钱　麝香一分

共为末，密收。每用些须吹鼻，有嚏可治，无嚏再吹，三次无嚏者不治。

如牙关紧不即开，用猪牙皂角、明矾各八分，为细末，滚水调匀，晾温，从鼻灌入。

慢惊风

古谓之阴痫风。

慢惊之证，多因吐泻而得，或因久病，或久疟痢而得之。身冷，面色或黄或白，不甚搐搦，目微微上视，口鼻中气寒，大小便青白，昏睡露睛，筋脉拘挛，俗谓之天吊风。盖由脾土虚极，中气不足，故寒痰壅盛，而风动筋急也，此阴证也，宜急用温中补脾汤补脾，多服则风痰自退矣。

温中补脾汤

人参　陈皮　制半夏　官桂各五分　白苓　黄芪炙　白术土炒　拣芍各一钱，醋炒　缩砂八分，去皮研　干姜炒　白蔻去皮研　炙草各五分

引加煨姜五分，红枣肉二枚，黄土水煎服。五岁以上者，加倍用之。虚寒甚者，加熟附五分。

牛黄紫金丹又名化风丹

此方治胎惊、脐风、噤口、天吊、内钓诸风，凡半阴半阳者，累皆效验。

人参　白术土炒　白苓　茯神　山药　朱砂　青礞石　赤石脂醋煅三次　钓藤钩各一钱半　僵蚕　五灵脂飞净　麝香　牛黄各五分　薄荷叶八分

共为细末，端午日糯米饭捣丸，五分重，金箔为衣。每服一丸，淡姜汤化下。配合此药，须秉虔诚。

惊风不治证

凡急惊风，大叫两三声者是心绝，不治；头项四肢俱软者是脾绝，不治；口中出血，或下血者是肝绝，不治；遗尿屎者是肾绝，不治；自汗喘满者是肺绝，不治；风关黑纹条直者死。喷药不下，通关不喷，手撒不拳者，俱不可治。

慢惊风，口眼手足一边牵引者，不治；头重项软，四肢厥冷，大小便不禁，发直摇头，目无瞳仁，囟肿者，皆不可治。

凡治惊风，当以别其真假为治。真者内生惊痫，假者外伤风冷。而得真搐者，手足冷，有汗，搐眉搐肚，日夜不止，不治。不得已而用人参、川乌、全蝎等药救之。假搐者，口中气出热，呵欠，手足动者，宜发散清热药治之，虽频发不死。

凡噤口风，口不开者，用南星去皮脐，研为细末，加冰片少许，用手指蘸生姜汁，同药末于大牙根上擦之，立开。

元珍丹

此方专治肺胃不清，痰盛火炎，以致惊风。

天竺黄四钱　九转胆星　钓藤钩　白直僵蚕　薄荷叶　橘红　朱砂　龙胆草　赤苓各三钱　远志肉　甘草各二钱　川贝母四钱，

去心

共为极细末，炼蜜为丸，黄豆大。每服一丸，灯心汤送下。

疳积辨治方药大略

小儿疳积之病，实慈母过爱之所致也。盖小儿脏腑娇嫩，脾胃薄弱，易于受伤。若乳食不节，肥甘过度，寒温失调，过饱伤胃，以致饮食难化，阻滞气血不通，因而成积，积久生热，热郁生虫，结成窠囊，栖泊肠胃，结聚成形，日久渐大，以致食少腹胀，面黄羸瘦，发热作渴等证，而疳积之病成矣。疳积虽分五脏，善治者不过消其积滞，破其中坚，捣其巢穴，去其栖泊，清其邪热，杀其虫聚。疳积之证，名目虽多，如此治疗，无有不愈。若迁延日久，骨露牙坏，穿腮目闭，胸陷腹圆，肌硬发稀等证，总有丸丹，天命而矣。

消疳①清热汤

三棱　莪术　厚朴姜汁炒　坚槟榔打碎　川连酒炒　胡连　使君子肉　川楝子打碎　芜荑　雷丸白的，打碎　神曲炒　山楂　麦芽各一钱，炒

水煎，临服入芦荟末八分，调匀温服。

如大便燥结者，加川大黄八分酒洗，服二剂后，仍除之。

和中化滞丸

此方能消积、清热、杀虫，屡多效验。

川黄连姜汁炒　山楂　神曲炒　麦芽各七钱，炒　香附姜汁炒　白术土炒　陈皮各六钱　鸡肫内黄皮②晒干　青黛各五钱　坚槟榔

① 疳：原作“积”，据底本目录改。
② 鸡肫内黄皮：即鸡内金。

使君子肉　青皮各六钱　木通　甘草各三钱

有积块者加三棱、莪术各五钱。

共为极细末，炼蜜为丸，黄豆大。每服一丸，儿大者二丸，淡姜汤下，或滚白水亦可。

贴癖红花膏

水红花蓼一捆，煮汁去渣，熬成膏一碗　麝香　阿魏　血竭各三钱　没药五钱　赤芍　归尾各一两

共为细末，入膏内搅匀，以蓝布摊贴患处。

擦牙散

此方治牙疳，上一切口疮皆效。

白硼砂　枯矾各二钱　芦荟一钱　青黛六分　雄黄四分　白褐灰一钱　冰片二分　人中白煅　海䖳各一钱，煅

一方有用轻粉一钱，无褐灰。

予治牙疳，加朴硝、儿茶各一钱，川连二钱，薄荷叶五分，其功更速。如口中腐烂者，加煅过珍珠五分、天灵盖煅一钱。

共为极细末，候睡去时，先用快①子裹棉花拭净腐物，次以苇管装药，吹于患处。

贴癖疾方

山栀仁七枚　桃仁七枚，去皮尖　葱白七根　红蜜七钱　老酒糟一两　白水萝卜二两　阿魏三钱　麝香五分　冰片三分　皮硝七钱，积形大者加一两

共合一处捣匀，白日贴病上，三日一换，三贴止之。一方无红蜜，有硼砂三钱。

---

① 快：用同“筷”。清赵翼《陔余丛考》卷四十三：“俗呼箸为快子。”

蜘蛛消积药①

治小儿癖疾，项细腹大，青筋暴露，诸药不效者，用此至重不过三枚，即下脓血便愈。

大蜘蛛一个，去头

以鸡蛋一枚，开一孔，将蜘蛛入蛋内，口用湿纸封固，灰火内煨熟，去纸，空心食之。轻者二枚，重者三枚全愈。

治牙疳方②

治牙疳至重，牙将落、腮将穿者皆效。

红枣三枚　冰片一分

以枣开顶去核，入白人言③末装满，仍盖枣顶，炭火烧令烟尽，出火毒，研末，方入片，再研细。上些须，一日上二次更妙。

沉香散

治乳食伤脾，以致呕吐泄泻，心腹胀满疼痛，疟疾，痢疾，大便下血，寒热不止，嗳气吞酸，恶心不食，下泄臭屁。上证不必悉俱，但见一二，定为伤食，此方主之。

南香附盐水炒　正槟榔　厚朴姜汁炒　广皮各二两　枳实　枳壳　青皮　山楂肉　神曲炒　麦芽炒　白酒药　萝卜子各一两，炒　柴胡　桔梗　真川芎各六钱　白术土炒　炮姜　好沉香　广木香各五钱

共为极细末，三岁以下服一钱半，五岁以上服二钱，黑糖一钱拌匀，空心生姜汤调服。便血用老米米汤调服。

---

① 蜘蛛消积药：原作"又方"，据底本目录改。

② 治牙疳方：底本目录作"牙疳妙药"。

③ 人言：即砒霜。因原产信州（今江西上饶），故又有信石等名，后隐"信"为"人言"。

小儿便血，多因饮食伤脾，脾虚不能摄血。若用止血及温补升提之剂，不为无益，而又害之。予酌定此方，以消食为主，食消则脾胃自复，血不治而自愈矣。

食积之害小儿，亦犹虫物之害草木，虫物去则草木日长，食积去则元气自生，乃不易之至理也。

治疳遇仙丹

治一切肚大黄瘦，腹痛虫积，皆效。

巴豆五分，去皮，纸包打去油　雄黄三钱　麝香五分　九转胆星　朱砂各二钱　大全蝎去足，炒　僵蚕各一钱，炒

共为细末，神曲糊丸，梧子大。每服一二丸，白滚水送下。七八岁者服三丸。

浙杭僧人名智荣者获此方，曾经救济多人。

治积癖方

獾皮、獾油、鹅血，最能消化积癖。

昔有一男子，其妻癖病经年，不痊而死。其夫痛惜，葬之以火，一身俱化，惟心下一块似骨非骨、似石非石不化，将以作小刀靶，可长见之。偶因剥獾皮，其刀靶自化，是其验也。鹅血同功。

治疳痢方又名青黛散

孩儿疾病变成疳，不问强弱女与男，烦热毛焦鼻口燥，皮肤枯槁四肢瘫，腹中时时更下痢，酸坠疼痛病不安，求愈急用青黛散，除却此病孩儿安。

上好青黛一钱半

作一服，温水调下。过五岁以上者，加倍用之。

牙痏出血不止方

又能止诸血。

血见愁　干丝瓜焙黑　赤石脂各等分，醋煅

共为细末，敷上血即止。

吐泻辨治方药大略

小儿吐泻，其证不一，最宜详审。有因伤食吐泻者，有因感寒停食吐泻者，夏月则有伏暑吐泻者。伤食吐泻者，其吐有酸气，其泻粪状如糟粕，白色亦有酸臭气，此宜消导之，如加味平胃汤是也。感寒停食而吐泻者，或食后感冒风寒，或先受风寒而后饮食，或饮食后误食生冷之物，则其食停滞不化，虽致病不同，其为感寒停食则一也，此宜发散而兼消导，如藿香和中汤是也。如吐泻胸腹刺痛，即霍乱吐泻是也，治法亦同。伏暑吐泻者，小便必不利，必兼烦渴自汗，当以暑治。吐甚者，煎香薷饮调益元散；泻甚者，宜胃苓汤加香薷凉饮。然而吐泻交作，最是小儿危证。若其累作不止，则不论何因，皆当用参、术等急救胃气，如钱氏白术散是也。不惟伤食者急救之，即伏暑亦当急救之。盖其初虽有暑气，而多吐多泻之后，则暑气已散，而胃气骤虚，若不用温补急救，恐中气顿绝，则虚痰上涌，而须臾告变矣。且多吐之后，胃气大虚，气不归元，而阳浮于外，反有面赤头热，身热作渴，而似热证者，俗医不知其理，误认为热而投以凉药，杀人如反掌，甚可畏也！当宜姜米汤治之。故治吐泻而药不中病者，与其失之寒凉，宁失之温补。失之温补犹可救疗，失之寒凉，下咽即毙，多不及救也。

加味平胃汤

治伤食吐泻。

苍术米泔水浸，炒　陈皮　厚朴姜汁炒　山楂肉　麦芽炒　青皮　香附姜炒　砂仁炒去皮，研　藿香　小川芎各八分　甘草二分

引加生姜一钱，灯心三分，水煎，缓缓温服。

藿香和中汤

治感寒停食吐泻。

藿香　紫苏　香附　苍术炒　厚朴姜汁炒　山楂肉　小川芎各一钱　羌活　缩砂仁炒去皮，研　麦芽炒　白芷　广皮各八分　粉草五分

引加生姜一钱半，水煎，缓缓温服。

香薷饮

大花香薷三钱　白扁豆炒去皮，打碎　厚朴各二钱，姜汁炒

水煎候温，调益元散二钱服。方见中暑门。

胃苓汤

苍术炒　陈皮　厚朴炒　赤苓　泽泻　猪苓各一钱　拣芍一钱半，酒炒　神曲二钱，炒　粉草五分

引加生姜一钱，灯心五分，水煎温服。

钱氏白术散

治吐泻已久，虚火作渴者用此。

人参　白术土炒　白茯苓　炙草　葛根各五分　南木香二分

如六七岁者，加倍用之。

引加生姜一钱，红枣肉二枚，净黄土三两，水熬数滚澄清，煎药即服。

姜米汤

吐多而胃气欲绝者，用此安胃。

老生姜一两许，煨熟，去皮研烂　陈老米二两，微炒，出火毒

共合一处，用水三碗，煎至米熟为度，候温，用小酒杯少少渐服，其呕自止，大人亦可服。

治脾泻法

其泻每日只溏粪一二次，然病由脾虚，久而不治，多不可救，宜用白术散方见前加山药炒、扁豆炒各等分，服之自愈。

又治肾泻法

每日五更泻一二次，谓之肾泻。其病甚大，宜四神丸。每早服一钱，老米米汤送下。小儿大者渐加，服久自止。

四神丸

肉豆蔻一两，面煨熟　吴茱萸五钱，汤泡七次　广木香三钱　补骨脂一两，盐水炒

有加五味子三钱者。

共为细末，红枣肉为丸，如梧子大。米汤下一钱。

贴脐止泻方①

凡有大人、小儿不肯服药，水泻不止者，用白矾为细末，入脐中，少加些须温水，仰卧，不过一时即止。若不止，加五倍子细末些须，即止。

腹痛辨治方药大略

凡小儿骤然腹痛，其证不同。有挟热而痛者，其痛多缓，

① 贴脐止泻方：底本原作"治水泻不止方"，据目录改。

必兼烦渴面赤、发热便结等证，宜用凉药加疏利药治之，如枳连导滞汤是也。有感寒挟食而痛者，其痛多急，甚者或如刀剜，欲吐不吐，欲泻不泻，手足冷，面色青，宜用升发兼消导药治之，如升消平胃汤是也。外有虫疼者，闻煎炙香气则疼，宜用化虫散方见妇科九痛门，每服一钱，五更用酸梅一个，花椒三粒，煎汤送下，以杀其虫，而痛自止。

枳连导滞汤

陈枳壳　黄连　山栀仁各八分，炒黑　赤芍　前胡　连翘各六分，去心　三棱　莪术各八分　香附二钱，姜汁炒　正槟榔六分　甘草三分

水煎，饥时服。

如大便秘结者，加大黄一钱酒洗。

升消平胃汤

藿香　紫苏　防风　香附炒　苍术炒　厚朴姜汁炒　山楂肉　小川芎各八分　羌活　缩砂去皮炒，研　麦芽炒　白芷　陈皮各七分　炙草三分

引加生姜一钱，水煎，缓缓温服。

发热辨治方药大略

小儿发热，非止一端。有伤寒发热者，有伤风发热者，有惊热者，有疳热者，有伤暑发热者，有痘疹发热者，有痧瘢发热者，以上诸热，各门俱有治法，兹不备载。惟有内虚发热，其证难识，独有季明张公《医说》深得病情，今录其要。《医说》云：有一小儿感寒，身大热恶寒，此有表证，用羌活汤，汗出遂愈。过一日复热，医谓：表解里未解，以大便秘知之。

服调胃承气汤，利一二行遂凉。隔一日又再热，医曰：心经热未解，以小便赤知之。服导赤饮，遂凉。过三日又热，其家无所措手足，医曰：脉已和，非病也。庶不知既发汗，又利大小便，其儿已虚，阳气无所归，皆见于表，所以身热，扪之至骨则不热，当宜六神散加酸梅、粳米之类，煎令微有酸味，收其阳气归内，而热自愈矣。此说发明虚热妙理扪热法不可不知，最为明透。且此证不惟小儿有之，大人亦多有之，人多不识，遂束手待毙。此说直破千古之惑，大有回生之功，予故揭录于此，少补医工之缺。

羌活汤方见伤寒门

调胃承气汤方见伤寒门

导赤饮

治心经有热，小便短赤者。

生地三钱　赤苓　木通　麦冬各二钱，去心

引加灯心五分，用长流水煎服。

六神散

治汗下后复发热者，乃虚阳外浮也。

人参　白术土炒　白茯苓　炙草　白扁豆姜汁炒，研　山药各一钱，炒

引加生姜一钱，红枣肉二枚，水煎温服。

有加酸梅二个，粳米二钱，取其和胃收阳之意耳。

痘疹辨治方药大略

夫痘疹者，实小儿一大关也。病受胎元，证藏筋骨，伏于脏腑，相因而发，一发则变化无穷焉。故北海林公发明痘疹，

名曰《痘科汇编》，深达至理，最为明透，立方用药，详而且备。但今浮浅之属，喜其简少，恶其繁多，反有所误。故予以昔日应验诸方附于卷末，以便后人对证之用。实自孤陋，不揣愚蒙，非敢要①誉于乡党朋友，真有救援赤子之心为重耶。后之君子知我罪我，颙俟②教之矣。

稀痘仙方

蓖麻子三十粒，肥大者佳，去皮　上好朱砂一钱　麝香五厘

上将朱、麝研极细末，入蓖麻子仁合碾成膏，于五月五日午时，擦儿头顶心、前后心、两手心、两足心、两手弯、两腿弯③、两胁窝④共十三处，俱要擦到如铜钱大，勿令药有余剩，擦完听其自落。用过一次，出痘数粒；用过二次，出痘二三粒；三次则永不出痘。传方之家，十五代不出痘。若周岁前婴儿，于七夕、重九⑤照法擦之。

秘传小儿惊风散

治惊神效，亦能稀痘。

生川大黄　粉草各二分　朱砂一分

共为极细末，用黑糖一钱五分，滚水化开，调药末。落草⑥之后，用茶匙徐徐匀作两日内温温灌完。凡产下婴儿服过此药，永无惊风之患，即日后出痘疹亦轻微。倘未服此药，偶

---

① 要誉：即邀誉。

② 颙（yóng）俟：恭敬地等候。颙，温和肃敬貌。

③ 弯：原作“腕”。据《尤氏女科》“稀痘神验方”改。腿弯，即腘窝。前文之手弯，当指肘窝。

④ 窝：此字原脱，据《尤氏女科》“稀痘神验方”补。胁窝，即腋窝。

⑤ 重九：九月九日，亦即重阳节。

⑥ 落草：谓婴儿出生。

于五七日之间已动惊风，用此一服即愈。是方屡经效验，始附刊布，为人父母者，幸勿忽之也。

痘毒有三因

痘之一证，其名不一，曰圣疮，曰百岁疮，又曰天疮。圣疮者，言其变化莫测；百岁疮，言其自少至老只出一番；天疮，言其天行疫疠也。总之，不可以定名，惟曰痘疮，言其形之似豆则顺，形之不似豆则逆也，取名之义，其确而痘之名定矣。但痘有轻重，轻者勿论，重者原有三因：一因其父平日以酒为浆，以妄为常，暴戾自恣，厚其滋味，或服助阳之药，邪火已伏于气血之中，交媾之际，淫火已动，邪火并炽，父之遗毒于气之始者必深，而出痘必重矣；一因其母性急嫉妒，恣其所欲，厚味是嗜，好啖辛酸，穿绵向暖，受用过度，血气之中已有伏火，怀胎之后，不禁房劳，不调饮食，其气传于胞胎之中，母之遗毒于形之始者必深，出痘必重矣；一因降生之后，或乳母食无禁忌而遗其毒，或交媾之际，儿食其淫火之乳而遗其毒，或小儿能食之后，滋味厚养而酿其毒，痘疮一发，食毒与胎毒合并而炽，痘出亦必重矣。三者之外，又有时毒感天地肃杀之气，岁运乖戾之变。厉气侵人，大人感受，而生瘟疫；小儿感受，胎毒即发，而生痘疹。一时轻则俱轻，重则俱重，是则天行之所为，岂可概责之胎毒哉？若非岁运时气之太①，又有感风寒而发者，又因伤食而发者，有惊触而发者，种种不一。外有所感，内毒因之而发，一发则其毒尽泄，所以终身只作一番。痘毒之在人身，感时气而后发，若磁石之引针，阳燧②之取火，

① 太：用同“甚”。《广韵·泰韵》：“太，甚也。”

② 阳燧：古代照日取火用的曲率很大的凹面铜镜。

火取之而始出，针引之而后动，痘毒之发亦由是焉。

看痘先分富贵贫贱定其主治

看痘治法，先观其家。富贵之儿，暖衣厚味，少见风日，脾胃薄弱，不耐劳苦风霜，古人所谓阴草怕旭日，此类是也；贫贱之儿，多历辛勤风寒暑湿之苦，更无厚味伤脾，有病便能抵挡，古人所谓百炼成钢，此类是也。大抵儿之禀赋厚者多宜攻，薄者多宜补；肌肤老者当以开发，嫩者多宜温补；声音清者当守，浊者当清；气血弱者当补元气，实者当解痘毒。南方风气柔弱，地湿洼下，饮食多嫩软，以此养成之形体，自当依此以调理；北方风气刚劲，地高土燥，饮食多强硬，以此养成之形体，自当依此以调理。如以平日谷食多、肉食少养成之形体者生痘，自当禁忌羊肉生热、猪肉动痰、鸡肉生风、鱼腥助火、牛肉黑癞、枝酒发痒，所谓能禁忌，则重者变轻。倘平日谷食少、肉食多荤腥等物养成之形体，则脾胃亦是此等物以养成矣。生痘始终以脾胃为主，藉脾胃饮食之滋润以成功，若遽禁其平日所食之物，是绝其生生之气，痘何所持以成功也哉？

痘有五善七恶说

五善者，饮食如常，一善也；大小便调，二善也；痘疮红活坚实，三善也；脉静身凉，手足温暖，四善也；声音清亮，动止安静，五善也。五善不能全得，得其三四，亦自清吉。

七恶者，烦躁闷乱，谵妄恍惚，一恶也；呕哕泄利，饮食不能，二恶也；焦枯黑陷，痒塌破烂，三恶也；头面预肿，鼻塞目闭唇裂，四恶也；喉舌溃烂，食入即哕，水入则呛，五恶也；寒颤咬牙，声哑色黯，六恶也；腹胀喘促，四肢逆冷，七恶也。七恶不必皆有，但有三四证，亦不可为。七恶之外，又有浑身血泡，心腹刺痛，陷伏不出，便溺皆血，寻衣撮空者，是又卒死之证也。

痘初出时，空若蚕种之蜕，隐如蚊蚺之迹，薄如麸片，密如针顶，若热之痱，寒之粟者，不能起发而死。

黏聚模糊，肌肉虚浮，溶软嫩薄，皮肤溃烂者，不能收靥而死。

若诸痘未收，唇口先已焦黑肿硬，其唇剥落一层又一层者，口中臭气者，口中涎如胶黏者，唇上缩者，唇下自呷者，鱼口者，皆凶也。

又有项硬胸高，吐蛔放屁，亦皆重证。

初发热看痘法

小儿欲出痘时，必恶热，喜露头面，五脏之证俱现，如呵欠烦闷，肝病也；乍凉乍热，手足冷，多睡，呕吐泄泻，脾病也；面燥腮赤，咳嗽嚏喷，肺病也；惊悸发热，心病也；骫[①]冷耳凉，肾之平病也。再观心窝有红色，耳后有红筋赤缕，身热鳖躁[②]，手指皆热，惟中指独冷，男左女右，乃知是痘证也。凡发热未出时，看其两目不肿，皮肉不红，即知出痘必轻。痘将出齐，必有嚏喷。喷止热退，毒轻无疑。若见形无嚏喷，身热不退者，此毒盛也，其证多凶。

看痘之要而有七法：一曰部位须详。额属心，如印堂以上，发际以下，横两日月角位，先见红点，先作浆，先结靥者凶。若过其期已成坏证，而周身之痘不起灌，此处独有几颗起灌者，

---

① 骫：尾骶骨。又名尻骨、尾骶骨、尾脊骨。《痘疹心法·卷一·疮疹惟肾无候论》："骫，尾骶骨也。"

② 鳖躁：憋闷烦躁。鳖，用同"憋"。

知心经不留毒，可治。准头①亦然。此二脏之气血活，则五脏之气血无不活。左脸属肝，右脸属肺，如两脸先见点磊落者吉，如相聚做块，其肉硬肿者凶。颏属肾，承浆横抵两颐，先发先靥者吉。鼻属脾，若准头先出先靥者凶。凡耳轮先见红点者凶，惟口唇四围先出先起先靥者大吉。盖阳明之起脉挟口环唇，胃与大肠主之，无物不受故也。须知唇口始终喜红润，如肿硬燥裂者，用升麻葛根汤加减用之。

升麻葛根汤方见伤寒门。加山栀子、防风各八分。渴，加石膏煅一钱半。

如口唇痘先熟，内带黄浆，名为鹅口，凶。急用后泻黄散治之。

泻黄散

藿香叶七钱　山栀仁一两　石膏五钱　防风二两　甘草七钱半

共合一处，红蜜、东酒拌匀微妙，为细末，每服二钱，滚水调服。外用胭脂涂法。

胭脂涂法

用升麻一两半，煎浓汤去渣，将红棉二个，于汤内揉出红汁，加明雄黄细末二钱，就以本棉蘸汤于痘上拭之。如痘不起，热拭之更妙。活血败毒，莫良于此。

手足出者吉，前后心出者凶。

二曰气血宜和。小儿痘疮，自始至终全仗气血以成功，初藉气血逐毒送毒以出外，继则运毒化毒以成脓而结痂。如痘高起之泡，气之位也，上也，气宜充焉。疱顶尖圆而色白润是气

① 准头：鼻尖。

充，而居其亲上之尊也。其四晕根脚，血之位也，下也，血宜附焉。四围有晕而色红活，是血附而安，其亲下之分也，形如一颗珍珠座于胭脂之上，如此则气血和顺，载毒外出，为最吉之痘，可不药而愈。若顶陷为气亏，法当补气。四围根脚无红晕为血亏，法当补血。如有通顶红色成血泡者，是血反亲上，此证最险，必不能浆，至八九日后则痒塌而死。此非血之独盈，乃由气亏，故血得以妄行，急宜大补其气，用保元汤加官桂服之，气充则疱转为白矣，切不可谬为血热而用凉药。真正血热气滞之证，则枯焦紫黑顶陷，此当解毒活血为主。如痘未起发，而头面先肿者，此乃毒火随阳上升，而阴血不能归附，气血相离之象，急用羌活救苦汤。若痘起发，头面以渐而肿者，此毒气发越宜肿也。当起发而头面不肿者，必毒势轻浅，虽尔作浆根不粘处，所以不肿，此佳兆也。如痘本稠密，起发宜肿而不肿者，此毒伏于内不能发越，治法当助正气为主。如痘本稀疏，起发不应肿而肿者，此感疫毒之气，当兼疫气而治之。大抵直至脓满结痂毒化，而肿消目开者吉。若未充足而肿消目开者，此正气不足，不能化毒成浆，名为倒靥，乃凶兆也。急用后之独圣散。

独圣散

穿山甲一钱，土炒成珠　麝香一分

共为细末，黄酒调服。老鸡冠血调亦可。

保元汤方见气门

羌活救苦汤

羌活　白芷　川芎　蔓荆子　防风　桔梗　黄芪　连翘去心　升麻　牛蒡子酒炒，研　人粪灰各等分引加荷叶一钱，水煎温服。

三曰颜色鲜明。喜鲜明润泽苍腊，恶昏暗干枯娇嫩。宁教有色而无形，休教有形而无色。如痘之坏证，或平顶空囊，破烂流浆，及三五串成一片者，若得其色红活而不滞，光润而不枯，为气血活动，可治；如顶尖圆而色黑，或浆满而根不红，或一片紫黑，后必板黄，是气血不活，不治。盖痘始终以色为主，色以红活为贵。但红有三等：如一线蕊红，紧附于根下，而无走散之势，名圈红，顺兆也；血虽似附，而根脚血色隐隐出于部外，名噀红，险兆也；痘色与肉色不分，平铺散漫，名铺红，凶兆也。此又不可不辨也。凡遇痘未起胀，色黑而倒伏者，用活血散以疏其滞，加麝香以透其窍。已起胀，色黑而倒陷者，用活血散加穿山甲末以逐其毒。二证用药后，当用金银花汤洗之，亦可回生。亦有火极似水者，宜详辨之，不可以变黑归肾，为必不可救。有气血凝滞之极，痘色紫黑，坚硬如石，周围之血肉尚活者，当用麝香、冰片等药开气透窍，宜急救之，未至此者禁用。有起发时渐渐变黑，延蔓一身，未至干枯塌陷者，用加味保元汤治之。

活血散

当归　赤芍　紫草　川芎　红花各五钱　血竭　木香各二钱

共为细末，每服一钱，东酒调下。五岁以上者加倍。

金银花汤

金银花半斤

用水数碗，入花滚十数滚，温洗。气弱者，不洗头面，只洗手足。未洗时先服升表药，如升麻葛根汤之类是也方见伤寒门。气弱者，服内托药，如保元汤之类是也方见气门。

加味保元汤

人参　黄芪　黄连酒炒　黄芩酒炒　荆芥穗　防风　当归　白芍酒炒　牛蒡子酒炒，研　连翘　烧人粪　红花　升麻　甘草各五分

水煎温服。

四曰热不可遏。痘疮始终藉热以成功，故曰：五谷不逢热不结，痘疹不热不透彻。切不可泥于解毒之说，见热即用凉药以解之，以解毒凉药多损气血，过用或至气血不能送毒以灌浆结痂则危矣。至于灌脓时，尤不可轻用凉药。若夫血气、毒气俱盛者，脉必洪数，痘出即红肿、紫硬、稠密，烦闷燥渴，大小便结涩，此属实热，宜速用清凉之剂以解毒。如大便久秘，即少加大黄酒洗亦可。或有口鼻出血者，即生地、犀角之类亦可。若其毒盛而气血不旺者，以解毒而兼活血补气，此是使邪热减退，气血不受煎熬，亦得送毒外出而成功也。凡痘未出之前，除升发微汗一剂外，如攻里清表、寒凉解毒之剂，且不可轻用，此痘科第一节要也。

五曰颗粒朗朗。毒尽附于痘之颗粒则不为害，不归颗粒则为害矣。倘颗粒不尖圆，痘色与无痘处皮色浑无界限，或出不快与不齐，乃邪留五脏，将有变证，本汤中必加穿山甲土炒焦黄，研末服一钱，以透其窍而逐其毒，必使毒气尽归于颗粒始妙。如颗粒之顶仍不放白，根脚之血色散漫，痘色与肉色不分，乃邪留肌肤，必倒靥变证百出，本方中必加白芍以敛其血而收其毒，务令其毒无稍留于肌肤而后已也。又有一种旱痘，随出随长，随靥而成功，通不见脓汁，若妄攻其脓则毙矣，慎之！初出或色暗形枯，欲出不出，出之不透，气血与痘毒而俱盛者，当竭力使之出长脓满，断无倒靥之患，此七八成痘也，治失其时则

不救。初出一二日间，出亦快利，形小色淡，为气血俱虚，只用助之半浆，亦可成功。若必欲助长，则空壳而发痒，过于酿浆，则癍烂而不收，气血双脱，必致板黄而不救矣。小儿痘多，则气血有限，不能尽成脓浆，而水泡与脓泡相半，此理之常也，若无他证，不必施治。如发热，依期而痘出，然出之一二颗，其形甚大而带浆，色极红润，名曰贼痘。此痘盗周身之气血而尽附之，所以易长易灌，急用银针挑破，令稍见血点，以定粉，令其不长不灌，以待周身之痘遍出。又放白成浆时，诸痘未浆，中有几颗先白先灌者，此偷浆痘也，与贼痘同治。若起发时，有一二枚灰白顶陷，紫硬变黑，独大无根，摸之痛者，此痘疔也，急宜挑破，后用胭脂涂法方见前，或四圣散亦可。靥后溃成坑者，用加味人参败毒散。若黑陷中心，肉硬成疔者，挑破硬处，用巴豆仁一粒，朱砂一分，研烂点之。

四圣散

治痘疮黑陷如神。

绿豆　豌[1]豆各四十九粒　珍珠一分，煨　发灰一分

共为末，以绵胭脂水调，先以银簪挑破疮顶，以此涂之。油胭脂调，加冰片少许，名四圣膏。

加味人参败毒散

羌活　独活　柴胡　前胡　枳壳　川芎　白苓　桔梗　人参　薄荷　甘草各五分

五岁以上者加倍。

引用生姜八分，水煎温服。

---

① 豌：原作“菀”。音近之误，据《痘疹心法》卷二十二“四圣散”改。

外加穿山甲土炒、蝉蜕、僵蚕、连翘去心各一钱。凡痘出颗粒稀者，切不可认为毒轻。真正毒轻痘稀者，其儿必精神安静，气色明润，饮食如常，二便调顺，痘色淡红是也。如痘毒本盛，表实而气血凝滞，出不得透，只疏疏数颗，其色红紫，必兼烦躁谵妄，便秘，气粗身热，舌苔等证。余毒窝伏于内，至起胀变为黑点在皮肤之内，烦闷喘急而毙。又有气血虚弱，无力送毒，出不得透，只出数颗于外，色且淡白，其儿必不安静，或昏沉，其色暗白，饮食必减，气少身凉，二便通利，余毒窝伏于内，至七日变为痰涌，直视不可救矣。凡遇此等痘证，凝滞则宣通之，虚弱则温补之，使痘毒得尽出不致内攻，则有生矣。岂可见稀守稀，误人性命哉。先疹后痘，名垫疹；痘疹并出，疹靥而痘始长，名夹疹。须先治其疹，疹散痘始得起发。痘出即有小小颗粒堆于痘上，名单痘痧。痘出时，皮肉间隐隐有瘢点，大小不一，名夹瘢。若红赤如云，成片突起，名丹毒。痂落而疹出，名盖痘疹。总属痘毒浮游，散漫于皮肤之间耳。俱用玄参升麻汤主之。

玄参升麻汤

玄参　升麻　桔梗　防风　荆芥穗　牛蒡子酒炒，研　黄芩各八分，酒炒　粉草五分

水煎温服。

六曰表里虚实要辨。凡遇外感风寒，腠理闭密，痘出不快而表实者，当发散。若失解，则为红紫掀发黑陷等证。表虚失补，则为灰白、顶陷、痒塌、倒靥等证。如二便秘结，烦闷狂躁而里实者，当下。失下则为喘渴，腹胀烦闷，咽痛喉呛，失血等证。里虚失补，则为泄泻不止，饮食不进，口鼻气短等证。凡痘症因杂症而生者，先治杂证。杂证愈，痘自依期而愈。杂

证因痘证而生者，当于痘中寻治法，使痘无证，而杂证自退，此要法也。又未出痘之小儿，忽然而发惊搐，遇此即当惊疑，恐是痘也。当细察儿有前五脏证，现或加鳖躁，不可作急惊风施治，纯用清凉，遏毒内攻，故变坏证，俗呼惊痘。最吉者以牵引伸缩，骨节开张，腠理疏解，内寓有发散之义，痘出而惊自止。若二三发而不止，则急用升麻葛根汤方见伤寒门加荆芥、牛蒡、甘草主之，或兼导赤散、牛黄丸亦可。若痘后胃弱，饮食不化而动风者，谓之食蒸发搐。其儿必面黄潮热，大便酸臭，泻秘不调，忽然不食，食则吐逆腹痛等证，宜四顺清凉饮主之。靥后发惊者，此真气虚弱，火邪内攻，宁神汤主之。不止者，凶。

导赤散

淮生地二钱　木通一钱　淡竹叶五分　麦冬一钱半，去心　粉草三分　灯心三分

气弱者，加人参五分。

水煎温服。

清心牛黄丸

牛黄二分半　辰砂一钱半　黄连五钱　郁金二钱　黄芩酒炒　山栀各三钱

共为细末，腊雪水调面糊为丸，黍米大。每服七八丸，灯心汤送下。

四顺清凉饮

当归　白芍　生地　川大黄各一钱　神曲炒　山楂各八分

不加引，水煎温服。

宁神汤

人参　当归　生地酒洗　麦冬去心　栀仁酒炒　川连酒炒　石菖蒲　粉草各等分

引加灯心三分，水煎，临服调朱砂末八分服。

七曰痘疮既出，五脏空虚，热气一蒸，毛孔俱开，自此以后，谨避风寒，节戒饮食衣服，勿令过暖，勿令过寒，勿食生冷，勿食荤①腥、甜物、葱、蒜、酒、醋等物，勿令生人入房。可常烧：

避秽香

川大黄　苍术各一两　茵陈五钱

共为细末，红枣肉为丸，不时焚之，不可间断。

胡荽酒

芫荽五束如钱大，切碎

用东酒煎二三滚，入瓷器内盖定放温，用此喷床壁卧席，最避秽气。自发热至收靥，始终宜服三豆汤，渴者更宜。

三豆汤

赤小豆　黑大豆　绿豆各等分

煮烂，连汤带豆与儿热食之。

认痘疔秘法

夫疔者丁也，肉硬而不活，故名曰疔。凡疮紫黑者为疔，臭烂者为疔，抹之痛者为疔，灰色不起发者为疔，疮大者为疔。凡有是证，速用银针挑断其根，吮出恶血，随以四圣散涂之方见

① 荤：原作“晕”。形近之误，据文义改。

同条。凡痘疮发热三日，见痘形者轻，有嚏喷者更轻。二日见形，无嚏者重。一日发热即见痘形，而且无嚏者危。

看痘逐日用方

凡痘见点二日、三日，如粟如黍，光泽明净，身无大热者，不须服药。若热甚痘多，宜服消毒饮。

消毒饮

连翘去心　干葛　牛蒡子酒炒，研　归身　川芎各六分　山楂　前胡　木通　大蓝叶各四分　豆红花　甘草各三分

水煎温服。

四日、五日见点，色暗顶陷，及欠起发者，宜服牛蒡子汤。

牛蒡子汤

牛蒡子一钱，酒炒研　当归　川芎　炙黄芪　正白苓各六分，打碎　桔梗　连翘去心　陈皮各五分　甘草三分

水煎温服。

六日当毒化浆行，若欠起发反不润泽者，宜服托里散。

托里散

炙黄芪二钱　玉竹　当归　牛蒡子酒炒，研　川芎　白苓各八分　桔梗　白术各五分，土炒　糯米二钱　通草　陈皮　粉草各三分

水煎温服。

若毒已化，而浆欠足者，加人参三五分，去白术。

七日、八日，痘色灰白，疮平浆薄，脉小气弱者，宜服加味保元汤。

加味保元汤

人参五分　黄芪二钱，炙　当归一钱，酒洗　白术五分，土炒

通草　陈皮　粉草各三分

水煎温服。

如发痒，加白芷四分，蝉蜕五分酒洗。

浆色虚白，再加人参五分。

外用灯草扎成一帚，轻轻刷之。

九日、十日，浆老黄蜡色，或结靥高厚，不须服药。

若浆不足不靥薄者，宜服十奇散。

十奇散

人参　白术土炒　白芍酒炒　牛蒡子酒炒，研　白苓　陈皮　归身各八分，酒洗　桔梗　通草　炙草各三分

引加龙圆肉三钱，水煎，食远温服。

十一日十二日，当靥不靥及痂落无托靥者，宜服解毒饮。

解毒饮

当归　连翘去心　金银花　黄芪　拣芍酒炒　山楂各八分　人参　牛蒡子各五分，酒炒　防风　荆芥穗各三分

水煎温服。

如若阳证，各照本方加川连、黄芩五分酒炒。热甚者，加银柴胡二三分更妙。热盛发狂，谵语弄舌者，宜服犀角地黄汤方见血门。若是阴证及寒战咬牙，各照本方加熟附子五分，桂枝五分，丁香二分，生姜一钱，水煎温服。如若痘色干暗不红者，各照本方加红花、紫草各三分。如若五六日，见点后尚欠起发者，加穿山甲酒炒焦黄，研为细末，东酒调服一钱。

凡遇痘毒流行之时，但看小儿忽然暴热，面燥腮赤，睡中有惊醒，时有颤，烦燥焦啼，疑似之间，就将水飞朱砂五分，调升解散服之，半日后大便一去，有红痰涎之状，其毒即解。

轻者可以不出，重者虽出亦稀。既出之后，须服保元汤以善其后方见气门。

升解散

升麻　生地　甘草　拣芍酒炒　白苓　木通　黄芩酒炒　川芎各五分

七岁以上者加倍。

水煎，调朱砂末搅匀温服，此发热初出至三日治法。

痘初出，咳者毒出，喘者陷入。所以痘疹之证，喜咳而恶喘。若痰涎太盛者，用朱砂化痰丸先服，后服升解散治之方见上。

朱砂化痰丸

朱砂　枯矾各一钱　半夏曲五钱　胆星三钱，九转者佳

共为末，姜汁糊丸黍米大。每服五丸，姜汤下。

痘二三日见形，痘将出齐，必有嚏喷。喷止热退，再不加添，痘之吉凶，从此定矣。在皮肤者即出，出者即长。若见形无嚏喷者，此毒气盛也，身热不退，其痘多凶。

附孕妇痘疮

凡治孕妇痘疮，宜以安胎为主。

安胎饮

孕妇痘疮，六日以前宜服。

当归　白术麸炒　条芩各一钱，酒炒　陈皮　牛蒡子酒炒，研　川芎　香附童便炒　阿胶珠　连翘去心　桔梗各八分　糯米二钱，炒

热盛者，加郁金五分。

水煎，食远温服。

加减八物汤

孕妇痘疮，六日以后宜服。

阿胶珠　当归　人参　黄芪　熟地　白术各一钱，土炒　条芩一钱半，酒炒　白苓　陈皮　拣芍酒炒　甘草各五分

水煎温服。

止利豆蔻丸

此丸专治痘疹久泻不止，服参苓白术散不减，痘色淡白，饮食减少，气弱身凉，四肢厥冷，小便清白，大便滑脱者，用此丸收涩之。

肉豆蔻面裹煨熟去油，土地晾冷　木香　缩砂去皮炒　白龙骨火煅，醋淬三次　诃子肉各五钱，煨　赤石脂火煅，醋浸　枯白矾各七钱半

共为细末，姜汁打糊为丸，黍米大。一岁小儿服三五十丸，老米米汤化下。

瘢疹辨治方药大略

夫瘢疹亦系胎毒，乃六腑蕴蓄积热，发自脾肺二经，多因风热兼痰而作，或受风寒，或伤饮食，时气感触，煽动心火，燔烁肺金。肺主皮毛，故其邪发于皮肤之上。凡人有生，定出一番，无得脱者。有热一二日而出者，有热三四日或五六日而出者，若在疑似，不如勿药，但禁忌荤腥，避风寒、煎炒而已。有颗粒，方是太阴之疹；无颗粒，如云成片，乃系阳明之斑。疹宜宣扬，瘢宜清解，此二者不可不辨。如形似疹而含水者，为之痳，治法同疹。

疹者证之末疾也，如天地沴戾①不正之气，故曰疹也。凡疹热起至收完，但看右手一指，脉洪大有力，虽有别证亦不害，此定存亡之要诀。

凡疹始终要有嗽，鼻要清涕。若二三日间鼻干，待收完看毒轻重，轻者清涕自来，就思饮食。若清涕不来，不思饮食，须服清肺解毒汤，待清涕来方止。

清肺解毒汤

桔梗　连翘去心　防风　黄芩酒炒　前胡　白苓　麦冬各五分，去心　荆芥　枳壳炒　甘草各三分

水煎温服。

解毒化滞汤

治疹前后吃面太早，咬指，撕口唇，及撕眼札毛，看手咬人等证。

神曲炒　麦芽炒黑　山楂　防风　连翘去心　黄芩酒炒　桔梗各八分　前胡　赤苓　荆芥　枳壳炒　甘草各五分

水煎温服。

发疹要方②

治小儿疹不出应验方。

三春柳，一名观音柳，用水煎汤，去渣，候半温，用芫荽蘸擦即出，神效无比。乳母及儿并可煎汤饮之。洗时勿洗面，夜间勿洗，盖疹昼发而夜敛也。

---

① 沴戾（lì lì 立）：因气不和而生的灾害。引申为瘟疫。

② 发疹要方：此方名原无，据底本目录补。

宣毒发表汤

治疹欲出未出，出之不透者，用此方。

升麻　葛根　桔梗　荆芥　防风　牛蒡子酒炒，研　薄荷叶　连翘去心　木通　前胡　枳壳　淡竹叶各五分　甘草三分

七岁以上者，加倍用之。

水煎温服。

化毒清表汤

治疹已出而红肿太盛，咳喘烦热，惊悸，音①痛作渴者，宜用此方。

薄荷叶　前胡　木通　栀子仁　玄参　黄芩酒炒　桔梗　防风　川连酒炒　牛蒡子酒炒，研　地骨皮　天花粉　葛根　知母　连翘去心　人中黄各五分

引加竹叶二十片，灯心五分，水煎温服。

清热导滞汤

治疹后食荤腥、油腻、硬面太早，变成疹后痢者，宜用此方。

川连酒炒，打碎　条芩酒炒　枳壳炒　拣芍酒炒　厚朴姜炒　正槟榔各一钱，打碎　归尾　山楂　青皮　牛蒡子酒炒，研　连翘各五分，去心　甘草三分

引加生姜五分，红多者加茶叶八分，水煎温服。

赤龙开关散

治疹后余毒未净，或出而回紧，以致咽哑或疼，或单双乳蛾、喉风、喉痹等证，并皆治之。大科亦同。

---

① 音：疑为“咽”字之误。

孩儿茶八钱，嫩者佳　好硼砂三钱

共研极细末，每服五分，大人用一钱，以井花水调下。

加味逍遥散

如儿平日气虚体弱，又染时气出疹，证则烦乱喘咳，渴而自汗。治疹碍其虚，补虚毒更盛。宜逍遥散加山栀、丹皮、葛根、牛蒡子炒研各一钱，一举而两得焉方见郁门。

种痘根源方论

康熙二十年，钦差内务府广储①司郎中廷弼徐公奉命制造御器，又特命拣选种痘明医。逮至江省，协同督粮道月桂李公传行各属地方，有明于种痘德医者，悉来听选。不月余，诸医毕集，李公示期出题，问诸医曰：尔等诸医，有知痘证来源否？痘疮之病起于何时？种痘之法自何人始？痘书以何人为准？议论以何人为当？□别以何人为详？胎毒藏于何处？治法可有□□，□分虚实寒热，药有补泻温凉，方有君臣佐使②，□有标本后先，必须条分缕晰，方合吾选，以□□□□。

上闻③，于是即在稠人④之中选得二人焉，一人朱纯嘏，一人陈天详。而二人答曰：尝考上古之世，未闻痘疮之名，亦无治痘之书，即《黄帝素问》并未言痘何也。盖五帝之时，天清地宁，民淳俗朴，虚邪苛毒无由而生，在当时岂无阴阳交合之禀受？大概古时之人，善于调摄，气能胜毒耳。及至春秋齐桓之时，有扁鹊生焉。扁鹊姓秦名越人，号扁鹊，乃齐国渤海郡

---

① 储：此字原阙，据文义补。
② 佐使：此字原阙，据文义补。
③ 上闻：向朝廷呈报。
④ 稠人：众人。《旧唐书·懿宗纪》："帝姿貌雄杰，有异稠人。"

郑人也，居于卢，又号卢医。生而神灵，通彻诸理，至于医道，更有奇异。治虢太子尸厥已死，治之复生。齐桓公未病，而知其后五日不起。明闻天下，业树千古。至于痘疹，累有效验。故治豌豆癍疮，有三豆饮、五豆饮，清热败毒，莫妙于此。继至东汉光武二十五年，武陵蛮作乱，帝命伏波将军马援等率兵征之。军次下隽从壶头进攻，是时盛暑，两各罢兵，在军士卒多染暑疫，因此发热。发热三日，遍身俱现红点，渐渐起长灌浆，收靥结痂，十二日而愈。其有初出红点，不长而无脓者死，虽死而病原莫辨。史笔但以疫证书之，不知其为痘也。一经后人按考，古人有云：凡大荒太①兵之后，必有大疫。疫气侵人，大人感之则现于疫，小儿感之则现于痘。以此相传，则痘于是乎有因，此士卒受传染之疫，而毒发泄为豌豆癍疮尔，岂但小儿哉！若明小儿痘疹，求其精详，莫妙于明季。万历初年，有久吾聂氏《活幼心法》一书，辨指痘疹之虚实寒热、吉凶休咎②，用药之寒热温平、散清攻补，井井有理，条条有法，今人用之，诚幼科之津梁也。至于种痘之事，理虽浮泛，竟有莫之为。而为之者，其事在宋真宗时，丞相王旦生子俱亡于痘。至于晚年，复生一子，名曰王素，则恐又遭痘症之害，遍访明医，久而未遇。时有属员乃蜀中人氏，闻大中丞王公求医之故，即请见之，陈说种痘之有神医，治痘之有妙方，十可十全，百无一失。王旦闻之甚喜，问曰：此神医是何姓名？何处居住？汝既知之，为我延请彼。即答曰：此神医者非男子身，乃坤道也。某曩③闻彼生于江南徐州之地，自幼持斋念佛，犹处女之

① 太：大。《广雅·释诂一》：“太，大也。”

② 休咎：善恶。

③ 曩（nǎng 囊）：以往，从前。

身，未尝适人，亦不剃度，云游山水，至四川峨眉山，遂属意焉，即修葺茅屋而安，每有土居之人恳求与儿女种痘，百发百中，普救赤子，土人称为神医，所种之痘称为神痘，以此感动三桥，男妇大小之人多有皈依之者。今丞相必欲与公子种痘，某即备人夫肩与前往峨眉，敦请神医，谅不难矣。旦曰：果能如此，足见美情。不逾两月，竟请神医到汴。一见王素，摩其顶曰：此子可种。即于次日下苗种痘，至七日发热，后十二日正痘已结痂而收全功矣。由是王旦喜极而厚谢以金帛，神医曰：予年近九十，修行一世，要此金帛何用？今公既居尊位，但愿大中丞内则勷勷①君德，外则表率臣工，镇中国而抚四夷，令天下万民共享太平之福，则我受惠多多矣，胜此金帛哉。由是辞归，仍赴峨眉。至次年，呼聚众弟子曰：吾自知不久人间，不能时相聚首，吾有种痘秘法传授尔等，普救天下赤子，尔等亦蒙福不浅矣。众等跪拜，齐声应曰：愿受指教，遵奉良法，以行济世。神医曰：其法用无病小儿出痘发热三日，痘出尖圆红润、坚实充满者所落之痂以为痘苗，用心收贮。一岁儿女者，用此痂三十粒。如三四岁者，用此痂四十粒。置于净瓷钟内，以柳木作杵研此痂为细末，用净棉花些须，又用净水，春秋温用，夏则凉用，冬则热用，滴三五点入钟内，干则再加几点，总以研匀，不干不湿，捏成枣核样。以红丝线拴定，仍留寸许，长则剪去。将苗纳入鼻孔，分男左女右，线头露在外，以防吸上。未满一岁之儿，法用种六个时辰取出痘苗。若三四岁之儿，种十二个时辰取出痘苗。在春秋二季，一个月之痂可种；夏季半月、二十日之痂可种；若冬令严寒，四五十日之痂亦可种。

① 勷勷：辅佐。勷，用同“襄”。

盖寒则气聚，热则气散，故有时日不同耳。痘苗取出之后至七日，自外达内，五脏传遍，儿必发热。发热三日，苗必现焉。见苗三日而出齐，出齐三日而灌浆，浆足三日而回水，结痂之候也。发热三日以应天时，正二三月春令发生之时也，见苗出齐以应天时。四五六月夏令长养之时也，长浆足浆以应天时。七八九月秋令成熟之时也，回水结痂以应天时。十月、十一月、十二月，冬令收藏之时也，若过十二日倘未收全功，即多一二日亦无妨，以象闰月。活法在人，神而明之也。嘱毕，复向众弟子曰：以后种痘之家，须择天时。冬至阳生之后，借其生生之气，宜于发生，更要调理小儿无病，气血冲和，脏腑均平，内无痰热食积所伤，外无六淫之气相侵，正气充足，方能成功。如此调理，或有更变，即向空礼拜尊称：天姥娘娘，吾必佑汝。言毕，瞑目而化。至若胎毒藏于何处，实实藏于命门。命门者如太极之体，太极动而生阳，静而生阴。阳动阴静，而人道生焉。乾道成男，坤道成女。人之有生，受气于父，成形于母，根于阳，施受于阴，化胎怀十月，遂降生焉。为人父母者，要明子身痘轻少病之理，须当自身先加调养之法。其法必清心寡欲，正直端庄，和平性情，淡薄滋味，则夫妇交合之际，气清精纯，自然毒少。及至成胎，不但出痘必轻，儿且强壮少病。此亡①他，是调养之效也。若为父者，居恒以酒为浆，以妄为常，暴戾自恣，厚其滋味，或服助阳之药，邪火已伏气血之中，交合之际，淫火炽盛，贻毒必深。后所生之子，出痘必细密难起，其色必紫黑多疔，此其不善调养之弊也。为母者，须知

---

① 亡（wú无）：通“无”。《集韵·虞韵》：“无，或作亡。”段玉裁《说文解字注·亾部》：“亡，亦假借为有无之无。”

《内则①》太姒②之胎教，必明小学之闺训，方合妇人之身。若逞一己之见，平日偏急嫉妒，恣其所欲，剽悍性成，厚味是嗜，好啖辛酸，穿棉向暖，安逸太过，妊娠之后，不禁房劳，不调饮食，其气传入胞胎之中，其毒藏于命门之内，出痘必浆不满足，痒塌破烂等证。是父精母血之毒，已凝聚于阳施阴受之始，而为之胎毒，此先天之毒是也。其毒藏于命门，有气无形，相感而发。感于阳气之毒而为疹，感于阴气之毒而为痘。或遇痘疹初出时，即现腰疼者，其病多凶。以其毒归命门而不能发越故也。然胎毒之外，又有时毒，或值天地肃杀之气，岁运乖戾之变，厉气侵人，大人感受而生瘟疫，小儿感受则出痘疹。一时轻则俱轻，重则俱重，是则天行疫气之所致，岂可概责之胎毒哉？此外，又有小儿初生之后，或乳母食无禁忌，随乳而遗其毒；或儿能食之后，滋味厚养而酿其毒；或父母交合之际，儿饮淫乳而移其毒，此乃后天之毒也。诸毒种种，令儿夭亡，是谁之过欤？纯假朱、陈二人将痘证始末，种痘根源，胎毒所藏，二天所受，俱详晰呈明李粮宪，而转申之于钦差徐大人。大人观之深喜，相待二人以宾礼，与伊等驰驿回京，奏明圣祖仁皇帝。帝即命行种痘之法，累有功效。特恩授为御医之职，不时令赴边外蒙古诸部落种痘，亦皆有效。留侍天颜，食禄终身，各享大年，无疾而终，著有《痘疹定论》行于世。

亦有不可种痘论

择天时。夏至以后阴气渐盛，逼阳外浮，暑热刑金，俗名

---

① 内则：《周礼》其中的篇名，主要记载妇女在家庭内必须遵守的规范和准则，以及饮食制度、养老礼，曾子论孝等内容。

② 太姒：周文王的正妃，周武王之母。太姒聪明淑贤，分忧国事，严教子女，尊上恤下，深得文王厚爱和臣下敬重，被人们尊称为“文母”。

臭痘，则不可种。

择阴德。为人不善，诸事不公，建讼不休，屡遭刑狱，怨声载道，自然殃及子孙，则不可种。

因小儿气血虚弱，脾胃不足，鼻孔小者俱不可种，种亦无功。然种痘之理，犹如农家下种一般，种要当时，地要肥壮，雨水调匀，自然收成十分而得全功矣，种痘亦然。

卷之五

痈疽辨治方药大略

凡人内无疾病，外无痈疽者，皆水升火降，精秘血盈也。盖人静则生水，动则生火。水能生万物，火能克万物，故百病由火而生者众。况有五志之火生于内，六淫之气感于外，膏粱厚味，房欲亏阴，以致营气不从，逆于肉里，乃生痈肿。痈者壅也，为阳，属六腑，毒腾于外，其发暴速，而所患浮浅。因病原禀于阳分中，盖阳气轻清，浮而高起，故易肿、易脓、易腐、易敛，诚为不伤筋骨，易治之证也。疽者沮也，为阴，属五脏，毒攻于内，其发缓慢，而所患深沉。因病原禀于阴分中，盖阴血重浊，性质多沉，故为病伤筋蚀骨，难治之证也。凡年壮体盛，气血胜毒则顺；年老体弱，毒胜气血则险。年壮体盛毒胜者，宜清热败毒，调气活血，如沃雪汤、内消汤是也。如外高肿红疼之甚者，敷以如意金黄散。如年老体弱，毒伏于内者，宜内托黄芪汤，或神仙蜡矾丸之类是也。至于外科诸证，自有古方等书，兹草草数方，岂能详载？但予之经验者，故录之简册以示，不敢私人之秘尔。

内消沃雪汤

治发背疔疮，并五脏内痈，尻臀诸肿，大小肠痈，肛门脏毒，但初起未成脓，坚硬疼痛不可忍者，并皆治之。

乳香　没药　青皮　陈皮　连翘去心　生黄芪　当归　草

节[1]　白芷　射干　花粉　白芍　穿山甲土炒黄，研　浙贝去心，研　金银花　皂刺各一钱　广木香四分　川大黄二钱，酒洗

引用东酒一钟，水三钟，同煎一钟，早晚温服。

内消汤

治痈疽发背，对口疔疮，乳花，百种无名肿毒，一切歹疮。此药能令内消，化毒为黑水从小便而出。势大者，虽未痊愈，亦可转重为轻，移深就浅。

金银花三钱　知母　浙贝去心　花粉　白及　制半夏　穿山甲土炒焦黄　皂刺　乳香各一钱

引用东酒一钟，水三钟，同煎一钟，随病上下，食前、后服之。留药渣捣烂，加秋芙蓉叶细末一两，白蜜五匙，同渣捣敷疮上，一宿自消。重者再用一服。

忌羊肉、猪头、鹅肉、椒辣之物。

如意金黄散

治痈疽发背，诸般疔毒，跌扑损伤，湿痰流毒，大头瘟肿，漆疮，火丹，风热天泡，肌肤赤肿，干湿脚气，妇女乳痈，小儿丹毒，凡外科一切顽恶肿毒，随手用之，无不效应，诚为疮家良便方也。

天花粉一斤　黄柏　川大黄　姜黄各半斤　白芷五两　紫厚朴　陈皮　甘草　苍术　天南星各二两

共为细末，瓷坛收贮，勿令泄气。凡遇赤肿疼痛，发热，未成脓者，及夏月火令时，俱用茶清同红蜜调敷。如微热微肿，及大疮已成，欲作脓者，俱用葱汤同蜜调敷。如漫肿无头，皮

① 草节：此指甘草节。

色不变，湿痰流毒，附骨痈疽，鹤膝风证等病，俱用葱酒煎调。如风热恶毒所生患，必皮肤亢热，红肿光亮，形状游走不定者，俱用红蜜水调敷。如天泡、火丹、赤游丹毒、黄水漆疮、恶血攻注等证，俱用大蓝根叶捣汁加蜜调敷。汤泼火烧，皮肤破烂，麻油调敷。凡此诸引，理取寒热温平，顺合天时，洞窥病势，不可因轻贱而忽之也。

黄芪内托汤

治痈疽发背诸疮，未成脓者可消，已溃者即敛。

黄芪三钱，炙　当归　白术土炒　人参各二钱　川芎　白芍酒炒　陈皮　正白苓打碎　香附各一钱半，醋炒　肉桂去皮　炙草各八分

引加生姜一钱半，红枣肉三枚，水煎温服。

如项之上，加白芷八分；胸上，加桔梗一钱半；下部，加川牛膝二钱。

神仙蜡矾丸

治痈疽发背，已成脓未成脓之际，恐毒气不能外出，必致内攻，预服此丸，护膜护心，散血解毒。

明白矾一两二钱　黄蜡一两　雄黄一钱二分　琥珀一钱，另研极细　朱砂一钱二分　红蜜三钱

先将四味碾研极细末，另将蜜、蜡入铜杓内溶化，离火片时，候蜡四边稍凝时，方入上药搅匀，共成一块。以一人将药火上微烘，众手急丸黄米大，朱衣，瓷罐收贮。每服二三十丸，白汤送下。重者早晚各一服，最效。

勒马回疔散

治疔如神效。

枯矾　飞盐　朱砂　番硇砂各等分。石硇亦可用

共为极细末，以小瓷瓶贮之，不可见潮，潮则还性，用不见功。凡治疔疮，以银针挑破疮顶，即以针尖挑药少许，入疮孔中，上盖膏药，恐其受风。如无银针，即以竹削尖用亦可。内服梅花点舌丹二丸，温黄酒送下。其药点上，疔毒自回，若有红线，即刻拿回。

观音救苦丹

专治一切内外痔漏，退管不用针刀，服此药七十日，其管自退。

荞麦身子面不拘多少，砂锅炒焦黄色，出火毒　猪苦胆取汁过罗

以猪胆汁和荞麦面为丸，如梧子大，晒干。每早服一钱五分，温黄酒送下，隔一日一服，重者每日服。

忌一切热物及辛苦劳碌、发物、房劳，一百日其疮化为乌有。

洗痔漏最妙方

铃铛草一两。其草生于河沿两旁，近水而生，秋令结子如小荔枝样，内瓣开，如两个小虾蟆样便是。一名虾蟆草，又名荔枝草　金银花　皮硝各五钱　黄柏　茵陈　防风　蚯蚓　地骨皮　荆芥　瓦松　蕲艾　牛蒡叶各三钱

共装入夏布袋内，用水六七碗，砂浅子熬数滚，先熏后洗，每日洗三次，兼服救苦丹，不过百日全愈。

姚蓝黄粉霜

此方乃北海林公所传，言其得于姚蓝最验之方，诸疮有毒化毒，无毒生肌长肉，屡试屡验。

食盐水煮干成霜　皂矾各等分　石硇减半

共为细末，瓷瓶收贮，勿令泄气，亦不可见潮湿，见湿则化成水，难用。

治癣方

三十年不愈者，用此皆效。

白及　白蔹　苦参　班蝥各等分

共合一处，瓷罐收藏，入干烧酒浸三四昼夜，罐口重封。如用时，先以穿山甲片抓破，后将药浸烧酒抹患处。

全蝎丸

治多年瘰疬，百治不效，若服此丸，七日痊愈。

全蝎三两，去勾足焙干

上为末，用油核桃肉捣丸，如绿豆大。每早服六分，晚服七分，火酒送下，小儿减半。

又治瘰疬方

用江米糟发面团子未蒸过的面，每日贴疮上，不过百日自消。

金蟾膏

治发背疔疮甚效。

用活虾蟆一个，捣如泥，去骨，敷患处，留头；如无头，都敷上，一二日揭去。如未愈，再贴一个，甚有大效。

一斗金

治一切跌打损伤，筋骨疼痛不可忍者神效。须先整定骨，乃服药，否则接挫①矣。此乃家传秘方，匪人莫传，又可代杖。

---

① 挫：用同“错”。

土鳖二钱，阴干　自然铜五钱，火煅醋淬七次　乳香　半夏重一钱一个，火煅醋淬七次，又名接骨金　没药各一钱　骨碎补炙，去毛净　血竭　当归　川大黄酒洗　白龙骨各一钱　麝香二分

共为细末，每服五分，温黄酒送下。不过三服，止疼，续筋接骨。在上部食后服，在下部空心服。

孔明行军散

治冻死、饿死、缢死及霍乱，一切急证，并皆治之。

朱砂　明雄黄　火硝　硼砂各一钱　冰片三分　麝香二分

共为极细末，乳钵再研，收入小口瓷瓶内，黄蜡封固瓶口。用时凉水蘸骨簪，男左女右，点入大眼角少许，切不可擦眼，轻者一次，重者三次，甚效。

有加熊胆五分，人以及马骡俱可点眼。

火龙丹

治心腹诸痛。

用火硝、雄黄各等分，枯矾减半，共为细末。点大眼角，痛即止。亦可以治马骨眼。

治瘰疬神效方

择虚日鼠①值日，灸先起的头一个。

乳香　没药　儿茶　血竭　朱砂各五分　雄黄一钱　麝香一分

共为细末，独头蒜汁和匀，捣成饼如钱大，量疮大小，外用荞麦面作圈围之，圈内放药，以艾灸五七壮即愈，不愈再灸。

---

① 虚日鼠：二十八星宿之一，为日为鼠，为北方第四宿，古人称为“天节”。当半夜时虚宿居于南中正是冬至的节令。冬至一阳初生，新年伊始，给人以美好的期待和希望，故虚宿多吉。

治小儿肥疮秃疮方

用干净山花椒二两，香油四两。

以花椒入油内炸焦，去椒，将秃疮剃净，米泔水荡洗拭干，上椒油，一日三次。上油十数日即愈。

梅花点舌丹

治疔肿痈疽诸毒，初起能护心定痛，毒轻者服之即消，毒重者亦可减半，诚外科首方也。

朱砂　雄黄　没药　乳香　血竭　硼砂　苦葶苈各一钱　蟾蜍四分　牛黄　冰片各三分　沉香　麝香　珍珠　熊胆各五分

共为细末，蟾酥、东酒为丸，如绿豆大，真金箔为衣。每服一二丸，无根水①送下，以汗出为愈。磨一丸上疮四围，更妙。

金箍膏

专治诸般无名肿毒、发背等疮，初起一二日者，用之如神。

象皮二两，夹碎如绿豆大，砂锅炒焦　白及二两，打碎炒　马蹄大黄一两，打碎炒

共为细末，土地上出火性，用瓷罐收贮，清蜜调敷患处，中留一孔，上面用白绵纸盖之，纸亦留一孔，睡至五更即散。

治吹乳方

正瓜蒌一个，捣烂　乳香　没药各五分　金银花三钱　连翘去心　白芷　防风　甘草节　赤芍　漏芦　皂刺各一钱。如未成脓不必用

水、酒各半煎服，以汗出为度。

---

① 无根水：未有落地的雨水、雪水、露水等。

如治痈疽、发背、肿毒等证，加浙贝母去心、穿山甲土炒焦，捣碎同研各一钱半，加在前药内服之。

治漏秘方

当归　大川连酒炒　象牙各五钱　小川乌　净槐花　乳香各二钱，新竹叶包十日炕焦　露蜂房一个，槐、枣、椒树可用

共为细末，黄蜡二两溶化，众手急丸，如梧子大。每服六十丸，空心漏芦汤下。服至五日，漏管退出一二寸，服完管尽退出，从内自然生肌。

忌豆腐、酒、鸡、犬、猪首等物，并房事两个月。

白凤膏

专贴一切顽疮，及十数年臁疮并效，能使痛者贴之不痛，不疼者贴之即疼，屡验。亦能敷金疮。

用大羊角葱三根，去须，细切至青，青不用，入石臼内捣如泥，加猪脂油二两捣烂，再加定粉二两，同捣匀，入水银二钱，研不见星为度，以瓷器密收。临用时将抿把挑入手心内，打开贴患处，极效。

治破伤风方

治破伤风，牙关紧急，角弓反张，抽搐不止，药到回生，三服全愈。

大朱砂三钱　白直僵蚕十个，焙　全蝎十个，焙

共为细末，每服三钱，热黄酒下。

痔漏化管神效秘方

舟中异人所传此方，屡验。

真百草霜十二两　乌梅温水洗，蒸取净肉，八两

上二味，合匀捣烂，加川红蜜炼净为丸，如梧子大。每空

心服百丸，东酒送下。不饮酒者，滚水亦可。只服至五七日，其管不知去向。忌发物、房劳。

治秃疮方

铜绿一两，为末

先将发剃去，以米泔水洗净，用灯窝油调铜绿，擦上即愈。如未愈，用干烧酒调敷，连上三次即愈。

又治秃疮方

用黄硫璃瓦捣研，焙红色，研细末，用灯窝油调，一日上二次，不过三五次即愈。

治金疮方

能止诸般疼痛皆效。

凡磕损折伤，血出疼痛不止者，以葱白、白糖各二两，研烂封之，其痛立止，更无瘢痕。如疼不止，外加乳香、没药各五钱，麝香三分，止痛更速。油纸摊贴，治牙疼亦妙。

如接骨续筋，加定粉五钱，接骨有声，比时①痛定，神效方也。

治小便不通方

以葱管入盐，入玉茎内。及转胞危急者，极有捷效。

刀疮神药方②

古石灰　新石灰　韭菜根　丝瓜根叶各等分。用初放两叶者

共合一处，捣千下，作饼阴干为末，擦之止血定疼，神效。

---

① 比时：当时。

② 方：此字原脱，据底本目录补。

治诸疮努肉[1]方

用乌梅烧存性，研细唾调，敷恶肉上，一夜尽消。

治熊虎爪伤骡马咬伤并竹木刺入肉方

用生栗子研敷之，或烧研敷之，不过五七次即愈。

治针误入肉方

用蜣螂尾上汁挤在伤处，不过三个尾汁，针自出矣。

治箭镞入肉方

以巴豆微炒研，用蜣螂末捣涂，须臾痛止，待痒极，以手拔之立出。此秘方也。

又治箭镞入肉方

以蝼蛄杵汁[2]滴上，三五度自出。

丹菽拔毒散

治一切丹毒赤肿，发背疔疮，耳腮肿痛，下部臁疮，不拘上中下部赤肿疼痛，敷之甚效。

用赤小豆不拘多少，捣极细末，以鸡子白调敷之。或加青黛些须亦可，或新汲水调敷亦可。

秘传神效散

治跌扑损伤，筋碎骨折，疼不可忍者，此药极能理伤续断，屡用屡验。

用路上墙角下往来人小便处日久之碎瓦片一块，洗净，火煅，米醋淬五次，黄色为度，刀刮细末，每服三钱，黄酒送下。

---

① 努肉：亦作“胬肉”。组织增生而突出的肉状物。努，凸出。

② 汁：原作“汗”。形近之误，据文义改。

在上食后服，在下食前服。不可以轻贱而弃之，此诚神验方也。

内托护心散

凡有痈疽，一日至三日内连进十余服，方免变证毒气内攻之患。若服丹石人发痈者，更宜服此。

真绿豆粉一两　乳香五钱，灯心同研和匀

用生甘草一两，煎浓汤调下一钱，时时呷之。有毒气冲心、呕逆等证，大宜服此。盖绿豆清热下气，消肿解毒，乳香调气消诸痈肿，甘草解五金八石百药之毒。凡有诸毒，必效之方。

治痔疮方

治痔疮肿如瓜瓠，热如火燎。

用柳枝煎浓汤洗之，洗毕用蕲艾如小麦粒大，灸痔上三五壮，灸毕觉热气入肠，大下血秽，至痛一顷时即消。昔有王及郎中患此，在驿不能乘骑，驿吏用此方，其痔遂消，能驰马就道。

十年痔漏方①

熊胆二钱　冰片三分

上为末，以健猪胆汁调擦数遍，即能自消，神效。

治疯犬咬伤方

用头垢、猬皮烧灰，等分，为末，每服一钱。水下口噤者，灌之。无头垢，以发烧灰代之。重发者，以头垢少许纳疮中，用牛屎封之。

诸疮一扫光

治疥癣湿毒等证。

---

① 漏方：原作“疮”，据底本目录改。

枯矾一两　硫黄七钱　五倍子炒　花椒各五钱　砒二分

上为末，用香油煎鸡子一个，煎熟，去鸡子不用，只用油调搽疮上。

治瘰疬方

凡瘰疬，不拘已破未破，俱可用。

牡蛎四两，煅　甘草一两

共为末，每食后服一钱，腊茶[1]汤送下，其效如神。

治胎[2]疮秃疮方

花椒微炒　文蛤各二钱，微炒　轻粉一钱，要真者，不见火

共为细末，香油调擦。

治漏疮方

通肠漏皆治。

穿山甲二两，土炒黄色　白芷一两　当归三钱　象牙末五钱　刺猬皮二钱，土炒　猪悬蹄二钱半，土炒　乳香去油　没药各二钱　珍珠一钱三分，腐煮一炷香　血竭二钱半　麝香一分半

共为细末，溶黄蜡为丸，加蜂蜜二两，如梧子大。每服一钱半，东酒送下，或滚水亦可。外用甘草四两煎汤，先熏后洗。

洗痔漏方

治痔初起，或破过，或新或久，一切痔漏，洗之多效。

透骨草五钱　防风　荆芥　陈蒜瓣　端午艾各四钱　槐花皮硝各一两　花椒三钱　胆矾二钱　牛蒡子叶五个

---

① 腊茶：陈茶。《本经逢原》卷三“茗”条：“其陈年者曰腊茶，以其经冬过腊，故以命名。”

② 胎：原作“肥”，据底本目录改。胎疮，又名胎癣、奶癣，即婴儿湿疮，好发于头面部，或可延展于其他部位。

共合一处，夏布口袋装，用水数碗滚数滚，先熏后洗。

玉真散

治跌扑损伤，止疼接骨。

用八月半螃蟹二个，东酒蒸熟，风干为末，对乳香、没药各二钱，共为细末。每服三钱，东酒下，接骨如向。

治疙瘩病奇方

崇祯癸巳年间，生疙瘩病，此方服之奇效。

靛花如无，以青黛代之　真绿豆粉各等分

用新汲水调，时时服之，神验。

敷药方

苦杏仁　新山药连皮　大麻子各等分，去皮捣

共合一处捣烂，敷疙瘩上自消。

治杨梅疮方

经年不愈，诸药不效，用此方大有奇功。

用大活虾蟆一个，用三十二个人头发填满，以盐泥封固，火煅通红，候冷为末，分作三服，用马齿苋自然汁调下，以汗出为度，即愈。

治一切大疮大毒方

全当归一两　金银花　生黄芪各五钱　草节三钱

水二钟，黄酒一钟，同煎至一钟，早晚温服。此方极平淡，极效验。

乱发鸡子膏

治小儿惊热下痢，去痰热，疗百病，更可涂火疮，甚验。

鸡子五枚，煮熟，去皮留黄　乱发如鸡子大一团

相合一处，于铁锅中同炒，鸡子头发待焦乃有液出，旋取置碗中，以液尽为度。取涂疮上，即以苦参末粉之。

白玉膏

此方治已溃痈疽，发背疔疮，一切诸毒，不拘阳疮阴疮，有毒无毒，皆可敷之。不痛者敷之即痛，追脓水出外；痛者敷之即不痛，能生肌长肉。此外科捷验良方也。

好定油一斤

预先采桑、槐、桃、柳、榆、枣、明开夜合①、接骨木俗名公道老共八枝，各用四两切成寸段，入温油内浸一昼夜，炸焦取出不用。再用煮熟鸡蛋十六个，去白留黄，晒微干炸焦，取出不用。后下壮男子发二两，炸焦取出不用。炸鸡蛋、头发时油爆离火，炸之如油起沫，用粗柳条搅之，炸完秤油十二两，倾入大碗内，乘热下好黄蜡二两、白蜡一两、好杭定粉以新砂锅内焙黄色，净粉三两，共搅匀候定，入新汲水泡满碗，出火毒，次日加好轻粉一两二钱、明乳香四钱、没药四钱，为细末，入前膏内搅匀，敷之。其膏用瓷器密收，熬药时忌妇人、鸡、犬见。

治湿癣发于四肢及脚又作痒臭方

黄丹二两，飞净　硼砂　轻粉　杭粉　枯矾各一两

共为末，干渗之。忌诸发物。

治癣方

用作豆腐卤水擦之，不过三五次即愈。

---

① 明开夜合：此指合欢树。因其羽状复叶昼开夜合，故称。

麦子药方又名麦灵丹

治一切疔肿诸毒，服之毒轻者自消，毒重者亦可减半。

蟾酥三钱　珍珠一钱　飞罗面五钱

共为细末，用大蜘蛛十个捣烂，合前药末为丸，捏成麦子样，晾干。每服三五七丸，用温黄酒送下。

治单双乳蛾神效方

生乳蛾虽至将死者，点上此药即破。

玉簪花根不拘多少

将花根洗净，捣烂取汁，加红蜜些须，点上即破。不可着牙。

治误磕破血流不止方

用赤石脂火煅、醋淬，为细末，上上即止，至重不过三五次。

治跌扑损伤筋断骨折方

用干陈团粉炒紫色，土地上出火毒，研为细末，加高陈醋见滚，调如稀糊，以深蓝布摊贴肿痛处，勿动，待好，其膏自落。如无陈干团粉，即陈粉子亦可。

附内服药

用活螃蟹捣烂，滚东酒冲开，频频温服，日服三个，不过十数多日即愈。

治骨节脱离方

用活大螃蟹二三个捣烂，滚东酒倾入，连饮数碗，其渣涂之，半日内其骨谷谷有声，自已接上即好。如冬令无螃蟹时，用前玉真散亦可。

接舌神方

治跌扑误伤舌者，或被人咬去舌尖者，用活螃蟹黄每日涂之，一日五七次，不过一月，其舌尖自己长出。有验。

治疯犬咬伤方

用虎骨捣为末，每服三钱，黄酒送下，滚白水亦可。

三黄宝蜡丸

此药破顽痰，解诸毒，活经络，接筋骨，消瘀血，大有神效，不可视之为泛常之药耳。

藤黄二两，以露水煮七遍，净　天竺黄二两　红芽大戟　归尾　刘寄奴　牛黄　麝香　琥珀各一两　雄黄　血竭　儿茶　乳香　水银研，不见星　定粉各五钱，微炒

共为细末，用黄蜡十二两溶化，滚汤坐药，合匀为丸，五分重。每服一丸，无灰好酒化服，病重者二丸。

治跌打损伤，刀剑枪棒之伤，或毒蛇恶虫咬伤，或打破伤风，抽掣搐搦，牙关紧急等证，俱用好酒化服一丸，外敷一丸。

治闪腰岔气，瘀血凝结，疼痛难忍，或受伤日久，经年不愈等证，俱用好酒磨服一丸。

治男子努力成劳，以致吐血，胸痛咳嗽等证，好酒磨服一丸。

治血积癥瘕，血瘀蛊胀，老东酒磨服一丸。

治跌扑损伤，筋断骨折，内服一丸，用红花、苏木各一钱半，煎汤送下，外敷一丸。

治惊恐劳力，或努伤吐血成劳者，东酒磨服。

治刑杖重伤，用归尾三钱，东酒煎服一丸，外敷一丸。

治马刀瘰疬，年远不愈，磨敷不服。

治蛇伤、蜂、蝎、蜈蚣等螫毒所伤，内服外敷。

治产后恶血攻心，昏迷不醒，用归尾、川芎、益母草各三钱，煎汤磨服。

治疯犬咬伤，啮毒入内，抽搐者，内服外敷。

治小儿急惊风，初生月内者每丸作四次服，百朝者作三次服，二三岁者作二次服，七八岁者作一次服。

治横生倒①产，胞衣不下者，用牛膝、当归、沉香各二钱，煎汤磨服。

用药后，忌一切发物要紧。

黎洞丸

此方神异无比，其功甚捷，药性甚大，不可多服。内服用无灰东酒磨服，外敷用细茶卤②磨敷。如干，以茶卤润之。敷法不可敷住疮口，只敷肿处。凡磨，忌生冷冰水。

牛黄　冰片　麝香各二钱五分　雄黄　阿魏各一两　川生大黄　乳香　没药　儿茶　血竭　天竺黄　三七各二两　藤黄二两，隔汤煮十余次，去浮腻净，以山羊血五钱拌晒。如无广西山羊血，即用不落水子羊血亦可

共研细末，用藤黄化开为丸，如干加炼蜜为丸，重二分半，黄蜡封固，各按引下。

治痈疽发背，无名肿毒，用一丸，半服半敷，酒下。

治肺痈内溃，好酒磨服，最重者服二丸。

治刀箭中伤，内服外敷，用金银花三钱，煎汤服。

治妇女经闭不通，或产妇胞衣不下，恶露上攻，致生怪证，

---

① 倒：原作“到”。形近之误，据文义改。

② 茶卤：浓茶汁。卤，饮料的浓汁。

闷乱不省人事等证，好酒磨服一丸。

治风吹冷振，半身不遂，软弱不能动履者，连服数丸，则周身血脉流通，永无痿痹之患。

被鸟枪打伤，铅子在肉内不出者，危在瞬息，温酒磨服一丸，随饮酒数杯热服，一时汗出周身，其铅子自从疮眼内出，外用清香油研敷疮内。

治诸疮恶毒，用清油磨化疮肿上，不可见火。

凡服此药，三日内忌生冷瓜果、烧酒、房劳、小米饭，要紧。

此丸治以上诸病，效验无穷，真有起死回生之功，千金不易之贵，实在盖世奇方也，珍之重之。

治百虫入耳方

用香油灌入耳中，即出。

一方用鸡冠血，滴入耳中即出。

一方用驴乳、牛乳，滴入耳中即出。

一方用竹管入耳门，以口气尽力吹出，最妙。

上部杂治

咽喉

夫咽喉者，脏腑之要津，饮食之关隘也。其疾甚大，性命系之，轻则红肿疼痛，重则单双乳蛾、喉风、喉痹，水浆不下，命在须臾，此药立刻奏功。凡居家出外，俱宜预制，济人之功德莫大焉。

清咽[1]八宝散

上好硼砂　好元明粉各一两　朱砂五分　冰片三分

共为细末，小瓶蜜[2]收，勿令泄气。用时以竹管吹入喉中，须闭口仰面片时，令药渐渐沁下，药完再吹。须臾肿消痛定，取效之速，诸方不及。

治误吞金银铜铁竹木方

误吞金银在腹中，用荸[3]荠频多食之，极效。

吞铜钱在腹中，以砂仁浓煎汤饮之，其铜自下。

吞铁在腹中，用蚕豆、豌豆煮熟，同韭菜食之，铁与菜俱从大便出。

吞竹木呛喉不下，铁斧磨水，灌之立效。

又治误食铜铁方

用羊胫骨烧灰，煮稀粥调食，或米汤调三钱服之，物从大便中出。

二圣散

治喉痹急速垂死，及口舌咽喉疮毒，有奇功也。

鸭嘴胆矾二钱半　白直僵蚕五钱，炒

上二味，研细末，以少许吹之，吐涎。

治骨鲠竹木刺入喉方[4]

治骨鲠、竹木刺入咽喉，不拘大人、小儿，日久或入脏腑，

---

① 清咽：此二字原脱，据底本目录补。

② 蜜：用同"密"。宋周辉《清波别志》卷中："今泮法制，宽蜜不同如是。"

③ 荸：原作"葧"。据文义改。

④ 治骨鲠竹木刺入方：此方名原脱，据底本目录补。

痛刺黄瘦甚者，服之皆出。

腊月收鳜鱼胆，悬北檐下令干。每服一皂子大，煎酒温呷，得吐，则鲠随涎出，未吐再服，以吐为度。酒随量饮，无不出者。蠡、鲩、鲫胆皆可用。

治鸡鱼骨鲠方

用白海囊花枝叶根捣烂拧汁，以匙灌之。不可着牙，恐损齿。服之其鲠化为乌有。

清目①上池露

洗一切火眼皆效。

大川黄连打碎　好胆矾各二钱　归尾六钱

用甜水六斤，药与水分作四次，水炖寸香为佳。

治耳底肿痛良方

用酱茄子内之汁，拧滴入耳中令满，少时即热，倾出，再将茄汁拧滴满，热又倾出，如此三五次即愈。

治吼喘神验方

明矾二钱　白蜂蜜四两　细茶叶一两

共研细末，入蜜内调匀，瓷器盛之，以纸封固，重汤炖一炷香取出。限七日内陆续吃完，其吼喘除根。

神龙开膈散

治噎膈甚效。

用紫花地丁洗净，盛在瓶内，取不见太阳水泡之，将瓶口封固。临证服半杯即愈。如不愈，再服半杯。

---

① 清目：此二字原脱，据底本目录补。

治乳蛾方

治单双乳蛾，喉风，喉痹，堪堪至死，吹此药立起回生，真奇验神药。

飞矾二钱　蜘蛛窝二钱。即壁钱是也，用阴阳瓦焙存性　冰片三分

共为细末，吹之立愈。

治牙疼方

此方擦牙定痛，疏风清热，杀虫甚效。圣祖仁皇帝用此方，至于稀寿①，永无齿疾。

荔枝不拘多少，用银簪钻一孔，入川椒九粒，将细盐填满，黄泥封固，灰火煨黑，出火毒，去泥，研为细末，密收。每日清晨擦牙，不但止痛，落者复生。

治鼻衄不止方

用黄酒四斤炖热，两脚放酒内荡洗，冷则再温再洗，久则自止。

治吐血下血不止方

人参焙　侧柏叶各五钱，焙黑　荆芥穗二钱半，烧存性　白及三钱

共为末，每服二钱，加飞罗面二钱，新汲水调如稀糊服之，少顷再服，立止。

治鼻衄方

用白及为细末，津调涂山根②上，仍以水调服一钱半，

---

① 稀寿：寿至七十岁。

② 山根：两目内眦间的部位。《东医宝鉴》："印堂之下曰山根，即两眼之间。"

立止。

朱雀丸

治心肾不足，水不升，火不降，健忘惊悸。

好沉香五钱　茯神二两

共为细末，炼红蜜为丸，如小豆大。每食后用人参汤下三十丸，日用二服。

治鼻衄不止方

诸药不效，用大蒜一枚，去皮，研如泥，左鼻血贴左足心，右鼻血贴右足心，两鼻俱出左右俱贴，立瘥。

治偏正头风方①

治偏正头风，服百药不效，此药一服便可，天下第一方也。

白芷二两半　川芎炒　炙草　川乌头各一两，半生半熟　薄荷叶五钱

共为末，每服二钱，茶清送下。

碧云霜

治烂弦风眼，流泪不敢见光，及一切暴赤目疾。

腊月收羯羊胆十余枚，以蜜装满，纸套笼住，悬檐下，待霜出扫下。点之，一日泪止，二日肿消，三日痛定，绝妙。

治鼻衄不止方

用头发烧灰，吹鼻立止。内服发灰一钱半，藕汁调下，永不再发。男用女发，女用男发。

一方加人中白五分，麝五厘，名三奇散，更妙。久失血者

① 治偏正头风方：此方名原脱，据底本目录补。

俱可用。

治耳聋方

三十年之久者皆治。

用雄鼠胆一枚，令人侧卧，沥胆入耳中，胆尽须臾，汁从耳下出。初时益聋，十日后乃聪矣。

或加熊胆一分，水和，旋取绿豆大，滴耳中，日二次。鼠胆最难得。

治吐血衄血方①

治吐血、衄血、九窍出血，以致眩冒，并可用之。

白龙骨末，吹入鼻中即止。

昔有一人衄血一斛，众方不止，用此即断。

如九窍失血，用龙骨末，每服二钱，温黄酒调送下。

治目中赤白翳膜方②

治目中肤赤热痛，赤白翳膜，小儿赤眼，一切眼疾，皆可用之。

用人龙即腹中蛔虫，取大者洗净，断之令汁滴目中，虽三十年肤赤亦瘥。

中部杂治

至宝丸

治红白痢疾。

锦纹大黄一斤，切碎，用车前草汁浸三日夜，再用东酒二斤煮二日，

① 治吐血衄血方：此方名原脱，据底本目录补。

② 治目中赤白翳膜方：此方名原脱，据底本目录补。

捣如泥，合后药　广木香一两半，另研　紫厚朴五两，姜汁炒，末

先将大黄干稀得宜，下后二味，合入捣烂，再加神曲细末四两和匀，丸如梧子大。每服百丸，小儿四五十丸。红痢用乌梅汤下，白痢用生姜汤下，赤白相兼用六安茶叶、生姜各二钱煎汤下，里急后重者，用木香末一钱、正槟榔二钱打碎煎汤下。

救苦丸

治九种心疼。

黑白牵牛四两，炒，取头末二两　南香附醋浸，炒　蒲黄微炒　坚槟榔各二两　广木香三钱

共为细末，高醋打糊为丸，如梧子大。每服七十丸，滚白水送下。呕吐者生姜汤下。

若虫心疼者，痛定便能食，面上有白斑点，唇红，呕吐清水，加苦楝根白皮二钱，使君肉一钱打碎，雷丸八分烧熟，锡灰六分，鹤虱一分，葱白三茎，水二钟，煎八分，五更同丸药服。

坎离糕

此糕能升降阴阳，既济水火，调理脾胃，诚补剂中之捷径方也。

黑豆一升，煮熟晒干为末　红枣一斤，煮熟去皮核，捣如泥

上二味和匀，如干，量入煮枣豆汁为糕。任意食之，大有奇效。

若加芝麻半斤炒，合一处，可以避谷、济饥、止渴。

治肺痈秘方

凡病咳嗽喘急，胸痛口臭，或吐脓血者，此肺痈也，按此方治之，甚效。

先用大瓜蒌一个打烂，加经霜桑叶一大握，同熬水，代茶

饮之，后用末药。

薏米二两，微炒　浙贝母一两半，去心研　荆芥穗　百合　百部　款冬花各五钱　白及　白蔹　金银花　阿胶珠各三钱　飞罗面　葶苈子各二钱

共为细末，每服三钱，每一样引各服二服。

头服名洗肺散，用粳米米汤下二服。

二次名焊肺散，用杏仁七个，去皮尖，研烂，下二服。

三次名清华散，用瓜蒌半个，煎汤调下二服。

四次名真全散，用生黄芪三钱，煎汤调下二服。

五次名避秽散，用麦冬三钱，煎汤调下二服。

六次名补金散，用糯米米汤调下二服。

七次名空元散，用小麦二钱半，煎汤调下二服。兼服焊肺丹，即蜡矾丸，每服一钱半，红蜜水调服。愈后服归真汤十剂，即六味地黄汤料加川贝母一两去心研、百合五钱，水煎温服。次后服麦桂地黄汤收功，作丸亦可，肉桂用炭。

治翻胃噎膈方

用陈靛清半钟，如无陈者，即新靛清缸脚亦可，再加元明粉三钱，凉水调匀，灌下遂通。轻者一服，至重者三服，下五色恶物，或下虫秽即愈。

须先备稀粥饮，以防病人肚饥，进食即愈。

治咳喘上气嗽血吐血方

凡服此药，须面色惨暗、六脉无力者方可用。

人参三钱，为末

用鸡子清调之，五更初服便睡，去枕仰卧，只一服便愈。病深者再服。乌鸡子更妙。

治失心癫狂方

此证起于惊忧，痰血落聚心包所致，故用郁金入心去恶血，明矾化顽痰故也。

昔有一妇人癫狂十年，时珍授此方，初服觉心胸间有物脱去，神气洒然，再服而苏。

真郁金七两　明矾三两

共为末，薄糊丸，如梧子大。每服五十丸，滚水送下。

接命汤

滋阴润肺①，治男妇气血衰弱，痰火上升，虚损之证。又治中风不语，左瘫右痪，手足疼痛，动履不便，饮食少进等证，并皆治之。

人乳二杯，香甜稠白者佳　好梨汁一杯

以人乳、梨汁和匀，银石器内炖滚，每日五更一服。能消痰补虚，生血益气，此乃以人补人，其妙无加。

病笑不休方

《素问》曰：神有余，笑不休。神，心火也。火得风则焰，笑之象也。

用沧盐炒赤，研，入河水煎数滚，多多饮之，探吐热痰数升则愈。

一妇病此，三月不愈，子和张氏用此方遂愈。

治水蛊腹胀方

老丝瓜一条，去皮剪碎　巴豆十四粒，去皮

上二味同炒，豆黄去豆，以丝瓜同陈仓米一合再炒熟，去

① 滋阴润肺：此四字原脱，据底本目录补。

瓜，研米为末，糊丸梧子大。每服百丸，白滚水下。

盖米收胃气，巴豆逐邪水，丝瓜像人脉络，借其气以引之也。

治痰疟不止方

用活狗蝇三个，去翅足，黄蜡为丸，黄丹为衣。临发日早米饮下，饮酒者温黄酒下。

治老疟劳疟方

用鳖甲醋炙研末，入雄黄少许，温黄酒服二钱，隔夜一服，清早一服，临时一服，无不断者。

治久疟不止方

或一日二三发，或二三日一发者用。

五灵脂　头垢各一钱　古城石灰二钱

研末，饭丸皂子大。每服一丸，五更用无根水下即止，神效方也。

治食瓜果过多成疾方①

治食瓜果过多，伤脾成积，或疼或胀用。

好肉桂末一两　麝香一钱

共为末，饭丸绿豆大。大人服十五丸，小儿服七丸，滚白水送下。

盖果得麝则落，酒得麝则坏，木得桂则枯也。或加白术一两，枳实五钱，更效。

治痰饮咳嗽方

宋徽宗时，李防御为医官时，有宠妃病痰嗽，终夕不寐，

① 治食瓜果过多成疾方：此方名原脱，据底本目录补。

面浮如盘。徽宗呼李治之，诏令供状[1]三日不效当诛。李到家忧惶技穷，与妻泣别，忽闻门外叫卖咳嗽药，一文一贴，吃了就得睡。李买一贴视之，见其浅碧色，恐性燥悍，并二服自试之，无他证，乃取三贴为一，入内进上。妃服之，是夕嗽止，比[2]晓面消。内侍奏报，天颜大喜，赏赐金帛。李恐索方，乃寻前卖药之人，饮以酒肉，以百金售方，乃知用真蛤粉，新瓦焙红，入青黛少许，用淡齑水调入麻油数点，调服二钱即愈。

治酒色过度成劳[3]方

凡酒色过度，下极胀疼，二便不通，不能坐卧，立哭呻吟，服通利药不效。时珍李氏思此乃湿热之邪在精道，壅胀髓路，病在二阴之间，故前阻小便，后阻大便，病不在大肠、膀胱也，故用。

川楝子　小茴香盐水炒　穿山甲各一钱半，土炒　牵牛三钱，打碎炒

水煎温服。一服而减，三服而愈。

盖牵牛能达命门，走精髓，人所不知耳。

予累看内监多有此证，意谓所愿不遂，精不得出，故不得小便证候俱多，当以意会，此方必效。

治翻胃方

韭菜汁一杯　牛乳一杯　姜汁一杯

共合一处，细细温饮，自效。

盖韭汁能消胃脘恶血，姜汁下气消痰和胃，牛乳能解热润

---

① 供状：告知，交代。

② 比：及，接近。

③ 成劳：此二字原脱，据底本目录补。

燥补虚也。

白果定喘汤

治吼喘如神。金陵一铺用此起家。

白果二十一个，去皮炒黄　麻黄二钱　苏子　款冬花　制半夏　桑白皮各二钱，蜜炙　杏仁去皮尖，捣烂　黄芩各一钱半，酒炒　甘草一钱

水三钟，煎一钟半，不拘时温服，不要姜。

千金神造汤

安生胎，落死胎[①]。治子死腹中，并双胎一死一活，服之令死者出，生者安，神验方也。

蟹爪一升，打烂　甘草二尺

东流水一斗，以苇薪煮至二升，滤去渣，入真阿胶三两令烊，顿服，分作二服亦可。若人困不能服者，灌入即活。

脉阴阳俱盛，名曰双躯。若少阴微紧者，血即凝浊，经养不周，胎即偏夭，其一独生，其一独死，下死生生，此方最妙。

护胎散

治伤寒、温病、热病，恐其伤胎者，以此护之。

白药子为细末，以鸡子清调，摊于纸上如碗大，贴脐下存胎处，干则以水润之。

治丧子隔乳方[②]

治丧子隔乳，诸药不效者，用此方极妙。

金银花　蒲公英各一两

---

① 安生胎，落死胎：此六字原脱，据底本目录补。

② 治丧子隔乳方：此方名原脱，据底本目录补。

水二钟，黄酒一钟，同煎至一钟，温服，至重者二服全愈。乘热将渣捣烂敷之，将乳缚紧，夜晚上抖。

降瘀汤

治吐血成升成斗，大便结燥者，服之能令大便如黑豆汤一样。服后当宜和脾养血，以善其后。

朴硝三钱，焙

上为末，每服三钱，滚黄酒冲开顿服。

千选一方

治疟如神。

正槟榔二钱半，打碎　常山　陈皮各二钱　知母　枳实各一钱半　甘草　贝母各一钱，去心研　草果一个，打碎

用黄酒一钟，水二钟，同煎至一钟，露一宿，临发时，用解手刀调红蜜些须，于钟内搅匀，以刀逼钟口向日，跳服如神。

下部杂治

扶阳固本丹又名还阳益寿丹

大补先后二天①。此药男服有壮肾添精补髓，强筋健骨，扶阳固本，滋阴延寿；女服有养血调经，顺气安胎，助阴生子。更治酒色过度，身体虚弱，头眩耳鸣，眼目昏花，腰腿酸疼，阳痿不举，痔漏经年；或因七情六欲耗损真元，幼年读书，夜习小字，久坐伤脾，以致遍身风疾瘫痪，筋骨疼痛，一切杂证，久服除根。又能升降水火，保养太和，补丹田，益元气，其功不能尽述。

① 大补先后二天：此六字原脱，据底本目录补。

此方得于云南大理府周姓之家，此老者年六十一岁，一妻九妾，皆无子。因自忖量必精血虚寒之故，昼夜忧思，惟虑乏嗣。偶然游山，忽遇异人，谈论内事，言及乏嗣，拜求异人，传授此方。依方修合，服之果验，三年之内，十妻生七子，寿终九十有三，因而刻碑，以传后人并子孙之计，屡试屡验。

京都城兵部洼地方孟姓者曾宦游①至方伯②，服此药至七十仍康健，须发不白，而且多子，又其验也。

同里晋君臂膊麻痛数年，他药罔效，后服此丹，服久悉愈。

赤白何首乌大者各一斤，去皮，不见铁器，用竹刀切片，东酒浸，拌黑豆蒸晒九次　赤白茯苓各四两，牛乳浸　当归四两，酒浸　川牛膝酒浸一宿　枸杞酒浸　菟丝子酒浸蒸过　肉苁蓉各四两，酒浸去甲　巴戟酒浸去骨　知母各二两，盐水炒　川黄柏盐水炒　熟地酒蒸　麦冬各三两，去心　白术四两，土炒　生地酒洗　杜仲各三两，姜汁炒断丝　败龟板酥炙黄黑色　葫芦巴盐水炒　虎胫骨酥炙透　血鹿茸各二两，酥炙　落水沉香五钱　人参二两　广木香　滴乳香去油　小茴香各五钱，盐水炒　白莲蕊　真川椒各一两，去目　粉草二两，半生半炙　广皮三两　五味子酒浸　蛇床子　沙苑蒺藜各二两，酒炒　黄精四两，蜜炙九次　车前子二两，酒浸　白茯神三两，去木，入朱砂二钱半，用公猪腰子一对，入此二味在内，饭上蒸熟，共焙末

共三十六味，为极细末，炼白蜜为丸，如梧子大。每服三钱，渐加至五钱，淡盐汤送下，不可间断，自有功效。

如病得虚寒，当用此丸。倘无力买者，以后右归丸代之。

---

① 宦游：指士人外出求官或做官。宦，做官入仕。

② 方伯：殷周时代一方诸侯之长。后泛称地方长官。汉以来之刺史，唐之采访使、观察使，明清之布政使，均称“方伯”。

附求嗣说

升安曰：从来求嗣诸方甚多，效者甚少，惟有扶阳固本丹及妇科回生至宝丹二方，分其虚实而用，累有效验。但二方药价贵重，难以修合，总然[①]勉力修合，服之而有孕者，焉知是男是女？既然分娩之后未卜，若存若亡，机微疑似之间，莫若修德为要，慈心为本，但以他人之病如己病，他人之事如己事，志念不忘，贵贱不二，此所谓克去己私，方见天理。若果奉行，嗣何待求？后未必绝，正所谓尽人事以听天命者也。故景岳种子方曰：人生无后实堪伤，我有仙传海上方，但得心头存一点，管教兰桂满庭芳。此乃申明求嗣之至理。又引以扶阳、回生二丹之历效，乏嗣诸君留神参究，内积向善之诚，外藉药力之凑，如此实行造物，必不肯使绝于后矣。

加减右归丸

此方治元阳不足，或先天禀衰，或劳伤过度，以致命门火衰不能生土，而为脾胃虚寒，饮食少进，或呕恶膨胀，或反胃隔塞，或怯寒畏冷，或脐腹多痛，或大便不实，泄痢频作，或小水自遗，虚淋寒疝，或以寒侵溪谷，而为肢节痹疼，或以寒在下焦，而为水邪浮肿。总之，真阳不足者，必神疲气怯，或心跳不宁，或四肢无力，或眼见邪魔，或阳衰无子等证，俱速宜益火之源，以培命门之元阳，此方主之。

淮熟地八两　山药四两，炒　山萸肉三两，微炒　枸杞四两，微炒　鹿角胶蛤粉炒成珠　菟丝子制熟　杜仲各四两，盐水炒断丝　归身三两，若便溏勿用　熟附子　好肉桂各二两，去粗皮。虚寒甚者，加

① 总然：纵然，即使。

倍用之

共为细末，炼白蜜为丸，三钱重。每服一丸或二丸，滚白水送下。

如阳衰气虚者，加人参二三两或四五两，随人虚实以为增减。

盖人参之功，随阳药则入阳分，随阴药则入阴分，故欲补命门之阳，非人参不能速效。

如阳虚精滑，或带浊，便溏，加补骨脂酒炒三两。如飧泻、肾泻不止，加肉豆蔻面煨去油三两。如呕恶吞酸，加干姜三两炮黑。如腹痛不止，加吴茱萸二两滚汤泡三次，炒用。

玉金散

治小便一切杂疮俱效。

大黄　郁金各一两　雄黄五分

共为细末，每服二钱，温黄酒送下，至重者不过二服即效，须空心服。

颠倒散

治脏腑积热，大小便不通。

川大黄六钱　南滑石飞净　牙皂各三钱

如治大便不通，照方用红蜜水调下。如治小便不通，滑石用六钱，黄、皂各三钱，灯心一钱，煎汤送下。如大小便俱不通者，黄、石各四钱半，牙皂三钱，红蜜、灯心各一钱，煎汤送下。人弱者，作二服用。

治小便血流不止方

诗曰：溺血不止是如何，驴粪烧灰不用多，但将些须吹鼻内，管教此病自消磨。

治下部腿疼方

白糖　川牛膝　白海囊花梗　荷叶各三钱　黑葡萄七个

水煎，空心温服。

治湿痰流注方俗名流火

绍兴茶叶　山栀仁　白糖　白海囊花梗各三钱　黑葡萄七个

水煎温服。

治脚气腿疼奇效方

当归　川牛膝各二钱　川芎　羌活　防风　川黄连酒炒，研紫草　黄柏各一钱，盐水炒　白芍酒炒　熟地　枸杞　狗脊各钱半，去净毛，打碎　苍术炒　木瓜各二钱　甘草五分

引加东南桃枝七寸，水三钟，煎八分，加东酒二分，对匀温服。

如腹满便秘者，加川大黄一钱半，枳实一钱。

松节散

治风寒冷湿搏于筋骨，足筋挛痛，行步艰难，但是诸筋挛缩疼痛，并皆治之。

茯神心中木一两　乳香二钱

共为细末，每服二钱半，木瓜酒调服，历效多人。

治血淋胀疼析死方

用藕汁调发灰二钱，三服而血止痛除，累验。

治便血神方

用软枣蒂系烧灰为末，每服三钱，空心温黄酒下。至重年深者，不过三服即效。

治小便作肿方

用马齿苋不拘多少，熬水熏洗，不过数次即消矣。

治痢疾方

用奔打木鸟一个整的，炭火烧存性，作二服。

红痢东酒送下，白痢滚白水下。噤口痢亦治，老米米汤送下。小儿减半。

治五绝方

五绝者，一自缢，二摧压，三溺水，四魔魅，五产乳。

用大半夏五个，重五钱，为细末，唾津丸如小豆大。男左女右塞于鼻内，外用孔明行军散点大眼角，最妙。方见痈疽门。

治便血活机案

予治一韩姓者，系满洲人，乃兵部笔贴式①，病月余，方问证于予。予诊视毕，病人问其死期。予曰：不妨。病者怒曰：何谓出此大言也！仆年半百有余，病经四五十日，一日一夜血痢四五十次，粒米不食，食则作呕，焉有生机？予应之曰：但得受药则生。病者更求其详。予曰：尊驾所言大是有理，医道玄机尚欠详细。予观面色虽黄，而无青黑惨暗之色；病虽久，而目中神色光芒；血虽伤，而不发热；虽不食，而大肉未脱；脉虽弱，而按之至骨不绝，此皆生机，故言可治。先止其呕，则食可进，后升其阳，而血自止。遂以姜米汤方见小儿吐泻，令其浓煎，不拘顿数，时时温饮，不吐便是见功。次日清晨相招，即告予曰：昨日如法调服，竟自不呕，今早思食吃甜浆粥、藕粉等有二碗。食则效矣，血何当止？予即以补中益气汤大剂，

---

① 笔贴式：清官名，掌翻译满、汉章奏文字等事。

外加炮姜、桂炭等，令其浓煎，临服调普济丹三丸，研化顿服方见妇科产后门。来日向予言曰：血已止大半矣。令其连服数剂，后以右归饮加减，服至三十剂，病已全愈矣。孰谓普济不当用于男子，岂幼科之药不施之大方脉①乎？医者，所贵在活机也。

① 大方脉：中国古代医学分科之一，专门治疗成年人疾病。

跋

余自幼龄习儒，及长业医，至于壮年，始出问世，迨花甲之后，四十余年，别无他长，惟兢兢一片诚心，只是看了病察书，察了书看病，何则？盖病有万端，而变化无常，且医理渊微，加之人命所系，焉敢轻忽？所以究心详理，惟求免过。年来阅历，幸而瘥安，如斯而已，更有何功之可觊觎哉？故笔之于简末云。

七十老人贾邦秀自识

校注后记

一、作者、成书年代及版本

《思济堂方书》，为清代医家贾邦秀著。贾邦秀，字升安，宛平人，生于康熙三年（1664）。幼承庭训，潜心儒业，但他并未入仕做官，而是在二十岁左右时弃儒攻医，认为“今通儒者不能明医，通医者不能明儒”，于是独专医学，精研医理，笃志方书，以其毕生的精力从事医学理论研究和著书立说。

在长年的行医过程中，贾氏对前人所谓“千方易得，一效难求”深有感触，认为“欲疗疾病，非论证的确，讲明药理，不能尽方之妙，亦不能以愈诸疾。欲愈诸疾，全凭脉理精详，用药的当”。然而自上古先贤，立方者百十余家，存方者百千万亿，对于后之学者，不可能都一一详记，只要明了其理就足够了。如理不明，虽有千万效方，以之治病，如锁钥不投，就不可能收到如期的疗效。若能“言简而理约，道明而贯通，则立方用药自有神效”。于是穷五十年心志，专于医理，博览群书，“敷轩岐之至理，集圣哲之大成”，尊儒理而参医理，去繁就简，凡稀有之药，未验之方，皆不收录。谨选历代各科其应验通达之方200余首，分门别类，以病统方。每病先明其病理脉理、辨证要点，继而阐述其选方用药之理论与经验，于雍正十年（1732）著为《思济堂方书》，以备医者临证之需，“虽不能尽愈诸病，凡六淫七情、气血精神等病，亦不出其范围之急用也”。

是书凡5卷，卷一、卷二为内科诸方；卷三为妇科诸疾方；卷四为儿科诸疾方；卷五为外科痈疽及杂治诸方。所辑诸方，多为历代临床所常用，大多属于药味精炼、药性平和，疗效可靠者。其选方范围，多取自历代医著，亦不乏贾氏临床自创累效验方；选方宗旨，以理法精当、实用有效为原则，大多属名医创用之方，亦有出自名不见经传的医家效验之方，体现了其选方较为客观、求实的态度。

《思济堂方书》刊本为雍正十年壬子（1732）珍泰斋贾宅藏版，为孤本，现藏于北京图书馆。

二、《思济堂方书》的主要学术成就

《思济堂方书》选方广博而精当，内容丰富而实用，既引录前贤名医之论述，又不乏自己临证之心得，比较充分地体现了贾氏由博返约、执简驭繁的治学理念。其主要学术成就归纳如下：

1. 审因辨证，据证施方

贾氏认为，“病非人身素有之物，或自外入，或自内生。外入者，风、寒、暑、湿、燥、火、瘟疫等证是也。内生者，喜、怒、忧、思、悲、恐、惊所伤气血精神，又有痰饮、食郁、诸虫等证”，“病有万端而变化无常，且医理渊微，加之人命所系，焉敢轻忽？”因此，他主张应先明辨病因病机，明确诊断，据证用方，使方与证契合，才能取得预期疗效。为此，《思济堂方书》中，往往于各科疾病下首冠以“辨治方药大略”，言简而理约的阐述所论病证的证治大要，随后举要有效方剂，讲明用药之理。如论治伤寒，他强调指出：“能辨伤寒，方能医得伤寒……死于伤寒者，死于似是而实非之伤寒也。”其后列举仲景名方麻黄汤、桂枝汤、大小柴胡汤、白虎汤等并加以归纳分析，并补充了九味羌活汤、人参败毒散、神白散、水金丹、升麻葛根汤等后世名方的证治。再如辨治妇人经病，贾氏认为：“经脉不行，非止一端，大抵不离血滞、血枯而矣。血滞者，血瘀凝结，经脉不通，当以破血通经，如桂枝桃仁汤、琥珀散之类是也。血枯者，血短不能荣于周身，焉有余血行经之理？当以养血滋阴，久补自通，如四物汤、左归汤之类是也。不及期而来，其色紫者，血热可知，宜清热和血，如加减逍遥散之类是也。如过期而不止者，宜芩心丸清之。日久而不止者，宜十灰散涩之。有经水适来，内原有热，外受风邪，郁结不通，忽然经水断绝，昼则明了，夜则谵语，发狂如见鬼状，此名热入血室，宜牛黄丸清心豁痰，柴胡汤和血解肌是也。有经水适来，偶感风寒，或坐卧湿地，或洗浴当风，或房劳后受寒，以致经水忽然断绝，故少腹绞痛，掣引阴筋，甚而手足筋搐如鸡爪者，此名寒入血室，宜葱白散热服，后用熏药。总之，妇人以经水为准，经水调正，则无病可为。”可谓要言不繁，丝丝入扣，充分反映了贾氏强调审因辨证、据证施方的学术思想。又如治小儿乳食伤脾，以致痢疾、大便下血，贾氏认为“小儿便血，多因饮食伤脾，脾虚不能摄血。若用止血及温补升提之剂，不为无益，而又害之。”“食积之害小儿，亦犹虫物之害草木，虫物去则草木日长，食积去则元气自生，乃不易之至理也。”遂自创沉香散，“以消食为主，食消则脾胃自复，血不治而自愈矣”。

2. 用方求变，圆机活法

贾氏对于“立法处方”，有其独到的见解，给后世有很大启发。对于名家医方，他认为在运用时不能墨守成规，应知方善用，灵活变通。贾氏在自序中就指出：“立方之旨，有执方有不执方者，如古人云：药不执方，合宜而用，此方之不必有也。方以立法，法以制宜，此方之不可无也。夫方之善者，得其宜也；得其宜者，可为法也。方之不善者，失其宜也；失其宜者，可为鉴也。第法有善有不善，人有知有不知，必善于知方者，斯可以执方，亦可以不执方。能执方能不执方者，非随宜之人不能也，此方之不可废者，正欲以启发其人耳。”如用温脾汤治冷积在肠胃间引起的腹痛泄泻，他认为，“宜先去积，然后调治，不可畏虚以养病也”。若依张仲景“太阴病，脉弱便利，设当行大黄者，宜减之，以其人胃气弱易动故也”之警示，肠胃痼冷之腹痛泄泻等病，岂敢恣用大黄？但贾氏认为，“如不用，则温药必不能下；而久留之邪非攻莫去，如多用，则温药恐不能制，而洞下之势或至转增。裁酌用之，真足法矣”。遂师仲景大黄附子汤法，方用厚朴、干姜、甘草、桂心、熟附子各一钱半，川大黄五分酒洗。是方以《千金要方》卷十五温脾汤化裁，减大黄用量且用酒洗，以免寒凉攻逐害胃伤阳，加苦辛性温之厚朴以通降腑气助大黄攻积导滞，又去人参之壅补。全方寒温并用，攻补兼施，温药得攻积药，可使药力行运，阳气可通；攻积药得温药相制，可攻不伤正。

3. 方药既备，服法有度

方剂是在辨证审因确定治法之后，选药定量配伍而成，治疗疾病时，所选方药已定，服法恰当与否，直接影响疗效。贾氏善于研究方药用法，注重服药法度，每于病证后列出常用效方，方中诸药所需炮制及用量、服法要求甚详，提醒我们在疾病的治疗过程中，应视病情需要和药物性能，灵活采取各种服法。贾氏在临床中尤为注重汤使药引，如治外科一切顽恶肿毒之如意金黄散，在用法上，贾氏要求，“凡遇赤肿疼痛，发热，未成脓者，及夏月火令时，俱用茶清同红蜜调敷。如微热微肿，及大疮已成，欲作脓者，俱用葱汤同蜜调敷。如漫肿无头，皮色不变，湿痰流毒，附骨痈疽，鹤膝风证等病，俱用葱酒煎调。

如风热恶毒所生患，必皮肤亢热，红肿光亮，形状游走不定者，俱用红蜜水调敷。如天泡，火丹，赤游丹毒，黄水漆疮，恶血攻注等证，俱用板蓝根叶捣汁加蜜调敷。汤泼火烧，皮肤破烂，麻油调敷”。并特别强调，“凡此诸引，理取寒热温平，顺合天时，洞窥病势，不可因轻贱而忽之也。”

4. 汇集名方，直抒己见

该书虽集众家名方效方，引述前贤处方要义，但又不拘泥成说，贾氏每于前人所论中又常有真知灼见。如针对前人“脾为生痰之原，肺为贮痰之器”之说，贾氏则有不同见解，认为“此无稽之误也。夫脾为胃行其津液而灌四旁，而水精又上疏于肺，焉得凝结而为痰？惟肾为胃关，关门不利，则水泛而为痰也，则当曰肾为生痰之原。经曰：受谷者浊，受气者清。清阳走五脏，浊阴归六腑。肺为手太阴，独受诸气之清，而不受有形之浊，则何可贮痰？盖胃为水谷之海，万物所归，稍失转化之职，则湿热凝结为痰，依附胃中而不降，则当曰胃为贮痰之器。”并认为“斯意也，惟王公（指王隐君）知之，故立礞石滚痰丸之方，不涉脾肺，而责之胃肾焉”。“夫滚痰者，盖二黄、礞石禀中央之黄色，入通中宫者也。黄芩能清理胃中无形之气，大黄能涤荡胃中有形之质。然痰之为质，虽滑而黏，能栖泊于肠胃曲折之处而为巢穴，故称老痰。用二黄以滋润之品，只能直行而泄，欲使委曲而导之，非其所长也，故选金石以佐之。礞石之燥，可以除其湿之本，而其性之悍，可以迅扫其曲折伏依之处，使秽浊不得腻滞而少留，此滚痰之所由名也。又虑夫关门不开，仍得为老痰之巢穴，故用沉香，禀北方之色，能纳气归肾，又能疏通肠胃之滞气，肾气流通，则水始不留，而痰不再作耳，使礞石不黏着于肠，二黄不伤及于胃，一举而三善备，所以功效若神也。”但贾氏又指出，滚痰丸虽为治痰要药，但当分虚实寒热而施治，方能取效。滚痰丸“利在实热，假若虚寒，又当别治。如脾虚不能运化水谷而生痰者，当助脾胃，宜六君子汤建中燥湿，是治痰之本也。如肾虚关门不利，水泛为痰，当益肾气，宜金匮肾气汤温肾利水，是化痰之根是也。”

方名索引

六　画

七　画

八　画

九　画

十　画

十一画

十二画

十三画

十四画以上

总书目

伤寒论类方
伤寒论特解
伤寒论集注（徐赤）
伤寒论集注（熊寿试）
伤寒微旨论
伤寒溯源集
订正医圣全集
伤寒启蒙集稿
伤寒尚论辨似
伤寒兼证析义
张卿子伤寒论
金匮要略正义
金匮要略直解
高注金匮要略
伤寒论大方图解
伤寒论辨证广注
伤寒活人指掌图
张仲景金匮要略
伤寒六书纂要辨疑
伤寒六经辨证治法
伤寒类书活人总括
张仲景伤寒原文点精
伤寒活人指掌补注辨疑

诊法

脉微
玉函经
外诊法
舌鉴辨正
医学辑要
脉义简摩
脉诀汇辨
脉学辑要
脉经直指
脉理正义
脉理存真
脉理宗经
脉镜须知
察病指南
崔真人脉诀
四诊脉鉴大全
删注脉诀规正
图注脉诀辨真
脉诀刊误集解
重订诊家直诀
人元脉影归指图说
脉诀指掌病式图说
脉学注释汇参证治

针灸推拿

针灸节要
针灸全生
针灸逢源
备急灸法
神灸经纶
传悟灵济录
小儿推拿广意
小儿推拿秘诀
太乙神针心法
杨敬斋针灸全书

本　　草

药征
药鉴
药镜
本草汇
本草便
法古录
食品集
上医本草
山居本草
长沙药解
本经经释
本经疏证
本草分经
本草正义
本草汇笺
本草汇纂
本草发明
本草发挥
本草约言
本草求原
本草明览
本草详节
本草洞诠
本草真诠
本草通玄
本草集要
本草辑要
本草纂要
药性提要
药征续编
药性纂要
药品化义
药理近考
食物本草
食鉴本草
炮炙全书
分类草药性
本经序疏要
本经续疏
本草经解要
青囊药性赋
分部本草妙用
本草二十四品
本草经疏辑要
本草乘雅半偈
生草药性备要
芷园臆草题药
类经证治本草
神农本草经赞
神农本经会通
神农本经校注
药性分类主治
艺林汇考饮食篇
本草纲目易知录
汤液本草经雅正
新刊药性要略大全
淑景堂改订注释寒热温平药性赋
用药珍珠囊　珍珠囊补遗药性赋

方　书

医便

卫生编

袖珍方

仁术便览

古方汇精

圣济总录

众妙仙方

李氏医鉴

医方丛话

医方约说

医方便览

乾坤生意

悬袖便方

救急易方

程氏释方

集古良方

摄生总论

摄生总要

辨症良方

活人心法（朱权）

卫生家宝方

见心斋药录

寿世简便集

医方大成论

医方考绳愆

鸡峰普济方

饲鹤亭集方

临症经验方

思济堂方书

济世碎金方

揣摩有得集

亟斋急应奇方

乾坤生意秘韫

简易普济良方

内外验方秘传

名方类证医书大全

新编南北经验医方大成

临证综合

医级

医悟

丹台玉案

玉机辨症

古今医诗

本草权度

弄丸心法

医林绳墨

医学碎金

医学粹精

医宗备要

医宗宝镜

医宗撮精

医经小学

医垒元戎

证治要义

松厓医径

扁鹊心书

素仙简要

慎斋遗书

折肱漫录

济众新编

丹溪心法附余

方氏脉症正宗

世医通变要法

医林绳墨大全

医林纂要探源

普济内外全书

医方一盘珠全集

医林口谱六治秘书

识病捷法

温　　病

伤暑论

温证指归

瘟疫发源

医寄伏阴论

温热论笺正

温热病指南集

寒瘟条辨摘要

内　　科

医镜

内科摘录

证因通考

解围元薮

燥气总论

医法征验录

医略十三篇

琅嬛青囊要

医林类证集要

林氏活人录汇编

罗太无口授三法

芷园素社痎疟论疏

女　　科

广生编

仁寿镜

树蕙编

女科指掌

女科撮要

广嗣全诀

广嗣要语

广嗣须知

孕育玄机

妇科玉尺

妇科百辨

妇科良方

妇科备考

妇科宝案

妇科指归

求嗣指源

坤元是保

坤中之要

祈嗣真诠

种子心法

济阴近编

济阴宝筏

秘传女科

秘珍济阴
黄氏女科
女科万金方
彤园妇人科
女科百效全书
叶氏女科证治
妇科秘兰全书
宋氏女科撮要
茅氏女科秘方
节斋公胎产医案
秘传内府经验女科

儿　　科

婴儿论
幼科折衷
幼科指归
全幼心鉴
保婴全方
保婴撮要
活幼口议
活幼心书
小儿病源方论
幼科医学指南
痘疹活幼心法
新刻幼科百效全书
补要袖珍小儿方论
儿科推拿摘要辨症指南

外　　科

大河外科
外科真诠
枕藏外科
外科明隐集
外科集验方
外证医案汇编
外科百效全书
外科活人定本
外科秘授著要
疮疡经验全书
外科心法真验指掌
片石居疡科治法辑要

伤　　科

正骨范
接骨全书
跌打大全
全身骨图考正
伤科方书六种

眼　　科

目经大成
目科捷径
眼科启明
眼科要旨
眼科阐微
眼科集成
眼科纂要
银海指南
明目神验方
银海精微补

医理折衷目科

证治准绳眼科

鸿飞集论眼科

眼科开光易简秘本

眼科正宗原机启微

咽喉口齿

咽喉论

咽喉秘集

喉科心法

喉科杓指

喉科枕秘

喉科秘钥

咽喉经验秘传

养　生

易筋经

山居四要

寿世新编

厚生训纂

修龄要指

香奁润色

养生四要

养生类纂

神仙服饵

尊生要旨

黄庭内景五脏六腑补泻图

医案医话医论

纪恩录

胃气论

北行日记

李翁医记

两都医案

医案梦记

医源经旨

沈氏医案

易氏医按

高氏医案

温氏医案

鲁峰医案

赖氏脉案

瞻山医案

旧德堂医案

医论三十篇

医学穷源集

吴门治验录

沈芊绿医案

诊余举隅录

得心集医案

程原仲医案

心太平轩医案

东皋草堂医案

冰壑老人医案

芷园臆草存案

陆氏三世医验

罗谦甫治验案

临证医案笔记

丁授堂先生医案

张梦庐先生医案

养性轩临证医案

养新堂医论读本

祝茹穹先生医印

谦益斋外科医案

太医局诸科程文格

古今医家经论汇编

莲斋医意立斋案疏

医　　史

医学读书志

医学读书附志

综　　合

元汇医镜

平法寓言

寿芝医略

杏苑生春

医林正印

医法青篇

医学五则

医学汇函

医学集成

医学辨害

医经允中

医钞类编

证治合参

宝命真诠

活人心法（刘以仁）

家藏蒙筌

心印绀珠经

雪潭居医约

嵩厓尊生书

医书汇参辑成

罗氏会约医镜

罗浩医书二种

景岳全书发挥

新刊医学集成

寿身小补家藏

胡文焕医书三种

铁如意轩医书四种

脉药联珠药性食物考

汉阳叶氏丛刻医集二种